PUBLICATIONS DU *PROGRES MÉDICAL*

CONFÉRENCES

DE

CLINIQUE CHIRURGICALE

FAITES AUX HOPITAUX SAINT LOUIS ET SAINT ANTOINE

PAR

S. DUPLAY

Chirurgien des hôpitaux
Agrégé de la Faculté de Medecine de Paris

RECUEILLIES ET PUBLIEES

PAR

DURET ET MAROT

Internes des hôpitaux

PARIS

Aux bureaux du PROGRES MÉDICAL | Vᵉ A. DELAHAYE et Cⁱᵉ, Libraires-Editeurs
6, rue des Ecoles. | Place de l'Ecole-de-Médecine.

1877

CONFÉRENCES

CLINIQUE CHIRURGICALE

PUBLICATIONS DU *PROGRÈS MÉDICAL*

CONFÉRENCES

DE

CLINIQUE CHIRURGICALE

FAITES AUX HOPITAUX SAINT-LOUIS ET SAINT-ANTOINE

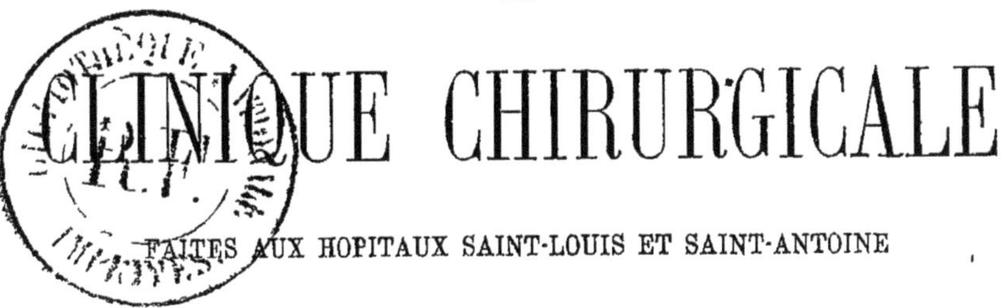

PAR

S. DUPLAY

Chirurgien des hôpitaux
Agrégé de la Faculté de Médecine de Paris

RECUEILLIES ET PUBLIEES

PAR

DURET ET MAROT

Internes des hôpitaux

PARIS

Aux bureaux du PROGRES MEDICAL | Vᵉ A. DELAHAYE&Cᵒ, Libraires-Éditeurs
6, rue des Ecoles, 6. | Place de l'Ecole-de-Médecine.

1877

PRÉFACE

Nous devons à l'obligeante amitié de notre redacteur en chef, M. Bourneville, d'avoir pu réunir dans un petit volume quelques-unes des conférences hebdomadaires de M. Duplay, recueillies par nous aussi fidèlement que possible et déjà publiées au jour le jour dans le *Progrès médical*.

Nous n'avons nullement cherché a grouper ces conférences suivant un ordre quelconque. Le lecteur trouvera dans ce fascicule une série d'observations chirurgicales sur des sujets divers, observations dont chacune présente l'examen complet, méthodique et raisonné d'un malade.

H. DURET et E. MAROT.

LEÇONS

DE

CLINIQUE. CHIRURGICALE

PREMIÈRE LEÇON

Hydrocèle enkystée du testicule coïncidant avec une orchi-épididymite. — Pathogénie. — Diagnostic. — Traitement.

Messieurs,

Il vient d'entrer dans nos salles un jeune homme de vingt et un ans, porteur d'une tumeur scrotale dont le diagnostic paraît intéressant à discuter. Ce malade se souvient d'avoir ressenti, il y a deux ans, une douleur assez vive au niveau du testicule droit : c'était immédiatement après un long trajet en voiture, sur un siége étroit, partagé avec deux personnes, où il avait subi des secousses multipliées et peut-être aussi un peu de compression de la glande séminale. Un médecin, consulté à ce moment, prescrivit le repos, l'application de sangsues et de cataplasmes : en peu de temps, les symptômes pénibles disparurent. Le malade se croyait guéri, lorsqu'un an plus tard, au moment où il faisait effort pour soulever un pesant fardeau, il ressentit encore, au niveau du même testicule, une douleur assez vive, mais qui disparut rapidement ; d'après les renseignements qu'il fournit à ce sujet, il est permis de penser qu'un médecin consulté à cette époque, constata l'existence d'une tumeur *liquide* et lui conseilla d'attendre.

Depuis lors, le malade ne s'était plus inquiété de ce qu'il portait au testicule, lorsqu'il y a quinze jours environ la douleur se réveilla plus vive, en même temps que se manifestait un gonflement plus accentué au niveau du testicule droit. Il est bon d'ajouter que le malade avait contracté, il y a un an, une blennorrhagie assez sérieuse, qui persista pendant quatre ou cinq mois à l'état aigu, et qui paraît avoir laissé des traces de blennorrhée, constituant ce que l'on a nommé la *goutte militaire*.

L'examen des parties malades nous fournit les renseignements suivants : au dessous des enveloppes scrotales, absolument saines, on sent une tumeur qui présente des connexions intimes avec le testicule droit, ainsi que nous l'établirons tout à l'heure, mais qui n'affecte aucun rapport avec le trajet inguinal : c'est dire que nous ne reviendrons pas sur le diagnostic des tumeurs herniaires, épiplocèles, etc., et des tumeurs testiculaires proprement dites. En effet, il n'y a ici aucun doute à cet égard, la tumeur est certainement d'origine scrotale. Elle présente la forme et le volume d'un petit œuf ; elle est parfaitement mobile dans les bourses, mais, par sa partie inférieure, elle fait corps avec le testicule qui en suit tous les mouvements. La peau glisse sur elle aussi bien que les autres feuillets qui constituent les bourses ; elle présente à la pression ce caractère de rénitence que vous retrouverez dans toutes les tumeurs liquides dont le contenu distend la paroi ; une tumeur rénitente, vous le savez, est une tumeur élastique dont les parois réagissent après la pression et repoussent le doigt. Comme, dans ce cas particulier, les parois sont modérément distendues, nous avons pu également percevoir de la fluctuation, c'est-à-dire qu'en comprimant la tumeur entre les doigts, nous avons ici la sensation particulière qui annonce le déplacement d'un liquide. Enfin, la tumeur est absolument indolente, soit spontanément, soit à la pression, et nous savons qu'elle n'a jamais été bien douloureuse depuis son apparition.—

Il importe maintenant de préciser plus exactement les rapports de cette tumeur avec le testicule et de dire quel est l'état de la glande séminale et de l'épididyme. Or, tandis que la surface de la tumeur, régulière et arrondie, est tout à fait libre en haut, elle se continue, au contraire, inférieurement avec le testicule qui lui adhère intimement et se déplace avec elle. Cependant, un examen attentif permet de s'assurer que la glande séminale, tout en adhérant par en haut à la tumeur liquide, en reste tout à fait distincte, et il est facile de constater que le corps de la glande offre ses caractères normaux de consistance et sa sensibilité spéciale.

Enfin, au-dessous et un peu en avant de ce testicule sain, auquel elle adhère faiblement, il existe une petite masse distincte, allongée d'avant en arrière, inégale et bosselée, présentant une extrémité antérieure du volume d'une petite noisette, s'effilant en arrière pour se continuer avec le canal déférent et les éléments du cordon. Ce qui frappe en premier lieu, c'est l'excessive dureté et la sensibilité à la pression de ce petit corps qui est évidemment l'épididyme. La minceur des parois scrotales et la facilité de l'exploration ne peuvent laisser aucun doute à ce sujet.

En résumé donc, il existe dans le côté droit du scrotum une tumeur formée de trois parties superposées, unies l'une à l'autre et présentant des caractères différents : l'une, supérieure, la plus volumineuse, évidemment liquide et indolente ; la seconde offrant les caractères du corps du testicule à l'état normal ; la troisième, située à la partie inférieure, indurée, douloureuse à la pression; et représentant l'épididyme d'après sa situation, sa forme et ses connexions avec le cordon.

La première idée qui vient à l'esprit est celle d'une orchi-épididymite subaiguë, d'origine blennorrhagique, accompagnée d'un épanchement dans la tunique vaginale.

Mais les renseignements précis que nous possédons sur le mode d'apparition des accidents ne permettent pas de s'arrêter à cette idée, car nous savons que la collection liquide qui surmonte le testicule existait depuis longtemps lorsqu'est survenue la blennorrhagie : mais, ce qui est plus important encore, l'examen de la tumeur éloigne toute supposition d'un épanchement dans la tunique vaginale. J'ai insisté, en effet, sur l'indépendance presque complète du testicule et de la tumeur. Cette dernière considération rend impossible du même coup l'idée d'une hydrocèle vaginale ; en effet, si vous vous reportez à la disposition anatomique normale de la séreuse autour du testicule, vous reconnaîtrez qu'il ne peut s'y développer d'épanchement liquide sans que la glande et son appendice, l'épididyme, soient englobés dans la tumeur même et entourés presque complétement par le liquide ; le testicule, en un mot (dans ce cas), forme paroi, pour ainsi dire, de la cavité distendue de la vaginale.

Au contraire, chez notre malade, le testicule est seulement en contact extérieur et en continuité restreinte avec la surface de la tumeur. Qu'est donc cette tumeur, manifestement d'origine ancienne, à marche lente et chronique, franchement fluctuante, et qui siége en dehors de la vaginale ?

Je ne crains pas d'affirmer qu'il s'agit d'une affection assez rare désignée sous le nom d'*hydrocèle enkystée du testicule* ou de *kyste spermatique*. Ces kystes naissent au niveau de la tête de l'épididyme, dans le tissu cellulaire interposé à cet organe et à la tunique albuginée, point d'émergence des canaux efférents. Ils refoulent le tissu cellulaire et soulèvent la tunique vaginale, dont la surface externe les recouvre au même titre qu'elle recouvre le testicule lui-même. Deux caractères importants distinguent ces kystes, ce sont : l'aspect du liquide qu'ils renferment et la présence, au sein de ce liquide, d'une plus ou moins grande quantité d'animalcules spermatiques vivants ou plus ou moins altérés. Tantôt ces derniers sont nombreux, et alors sous l'influence de l'action des spermatozoïdes sur les-matières grasses, le liquide est opalin, blanchâtre, lactescent, au lieu d'être citrin comme celui de l'hydrocèle. Vidal (de Cassis) avait observé un cas de cette nature, lorsqu'il décrivaitdans son *Traité de pathologie* l'affection qu'il a caractérisée du nom de galactocèle. D'autres fois, le liquide est clair comme de l'eau de roche, il renferme moins de spermatozoïdes. Aussi, Messieurs, toutes les fois que vous évacuerez par la ponction du scrotum un liquide d'une limpidité parfaite ou au contraire lactescent, vous aurez affaire à un de ces kystes spermatiques, et le microscope vous permettra d'y reconnaître la présence des animalcules.

La coloration particulière du liquide contenu dans les kystes spermatiques permet d'expliquer aussi le défaut de transparence, malgré le peu d'épaisseur des parois. C'est ce qui existe chez notre malade et me laisse supposer que le liquide sera très-opaque et lactescent.

La science n'est pas encore fixée, Messieurs, sur le mode de production de ces kystes, et il pourra n'être pas inutile de vous rappeler brièvement les théories qui ont été émises sur ce sujet. Je ne ferai que mentionner l'opinion de Paget qui admet, tout-à-fait théoriquement, que le seul voisinage de la glande séminale peut donner à ces kystes, de provenance ordinaire, d'ailleurs, la propriété de sécréter les animalcules spermatiques. M. le professe ur Gosselin. qui a montré des exemples indubitables de rétrécissement et d'oblitération des canaux séminifères, admet que ces canaux distendus peuvent venir à se rompre et à déposer dans le tissu cellulaire une petite quantité de sperme, qui deviendrait l'origine d'un kyste en communication avec un canal séminifère, mais j'objecterai à cette théorie qu'un liquide épanché dans le tissu cellulaire se résorbe et disparaît, à moins qu'il ne soit le point de départ d'une inflammation, s'il est doué de propriétés irritantes ; on oppose également que ces kystes sont tapissés à leur intérieur d'un revêtement épithélial pavimenteux, ce qui n'existerait pas sur une simple paroi adventice qui se serait formée autour d'un corps étranger.

Curling, d'autre part, a fondé une nouvelle hypothèse sur

le fait avéré qu'il existe, dans le point précis où se développent les kystes spermatiques, des vestiges du corps de Wolff. Vous connaissez tous, Messieurs, la nature glanduleuse de cet organe transitoire, et vous savez que son existence, au début de la vie intra-utérine est entièrement liée au développement du rein et de la glande séminale chez l'homme. Cet organe est transitoire, mais on sait que le testicule, lors de sa migration, en emporte des débris qui sont représentés à sa surface par des culs-de-sac glandulaires. Follin, M. Verneuil, ont, en outre, démontré que ces rudiments glandulaires peuvent donner naissance à des kystes. Curling a donc pensé que dans de pareils kystes, toujours situés au voisinage des canaux afférents, l'un de ceux-ci pouvait se rompre sous l'influence d'un effort, d'une contusion, et amener l'épanchement du liquide spermatique. Il y aurait donc, suivant lui, deux étapes dans l'évolution de ces kystes spermatiques.

L'existence de kystes nés des vestiges du corps de Wolff est certainement indiscutable, mais leur passage consécutif à l'état de kystes à spermatozoïdes est plus difficile à reconnaître. Les premiers sont toujours petits et à parois minces, les seconds peuvent avoir des parois épaisses ; la rupture des canaux efférents dans leur intérieur est dès lors difficile à concevoir, outre que ce résultat nécessite beaucoup de circonstances délicates et dont la réunion semble bien aléatoire. Pour que le kyste spermatique survienne, d'après cette théorie, il est nécessaire que les canaux séminifères soient distendus, qu'ils aient des rapports intimes avec les parois du kyste, qu'ils viennent à se rompre, et enfin qu'ils se rompent précisément dans l'intérieur de la cavité kystique.

La doctrine qui est le plus en rapport avec les données reçues au sujet de la formation des kystes en général, est celle de Liston ; il admet qu'au testicule, comme dans tous les organes glanduleux (mamelle, etc.), il peut se produire dans un conduit excréteur une altération de parois qui amène sa dilatation à la manière d'un sac anévrysmal. Il est à peu près admis à l'heure actuelle, vous le savez, que la plupart des kystes ont ainsi une origine glandulaire, et résultent de la dilatation d'un point quelconque de la cavité sécrétante ou destinée à l'excrétion. Cette théorie de Liston rend compte de toutes les circonstances propres aux kystes spermatiques, telles que la présence des spermatozoïdes en grand nombre, la reproduction rapide du liquide et de ces mêmes spermatozoïdes après une première ponction. Enfin, l'objection qui pourrait se tirer de ce que certains de ces kystes ne présentent pas de spermatozoïdes, tombe devant l'examen de faits nombreux dans leqsuels on a pu constater l'isolement graduel de kystes primitivement glandulaires. Car on comprend que des kystes spermatiques, développés aux dépens d'un canal séminifère dilaté, puissent s'isoler de celui-ci à un moment donné de son évolution.

La récidive après la ponction simple est la règle presque constante ; de plus, cette récidive est ordinairement rapide. Tandis qu'à la rigueur on peut espérer guérir une hydrocèle par la simple ponction, on est forcé, pour guérir ces kystes, de modifier leurs parois à l'aide d'une injection irritante (teinture d'Iode).

Vous vous souvenez, Messieurs, qu'outre la tumeur liquide que je considère comme un kyste spermatique, nous avons trouvé au-dessous du corps du testicule, d'ailleurs parfaitement sain, une petite tumeur allongée, bosselée, dure, douloureuse, que je n'ai pas hésité à regarder comme formée par l'épididyme, légèrement déplacé par le kyste. Or, les caractères de cette tumeur sont ceux de l'inflammation. Vous n'avez pas oublié que le malade a conservé depuis plusieurs mois une blennorrhée, et c'est vraisemblablement, comme il le dit lui-même, sous l'influence de fatigues que l'inflammation s'est propagée des parties profondes de l'urèthre au canal déférent et à l'épididyme. Le toucher rectal vient confirmer cette opinion en nous montrant une sensibilité assez vive du côté de la prostate.

Le diagnostic est donc définitivement celui-ci : kyste spermatique d'ancienne date, avec orchi-épididymite subaiguë, complication récente d'une blennorrhée. La ponc-

tion va immédiatement nous renseigner d'une façon définitive.

— Il est évacué environ cent grammes d'un liquide lactescent, blanc sale, absolument opaque, mais d'une faible
densité. L'examen microscopique y révèle la présence d'une
quantité véritablement surprenante de spermatozoïdes : cet
examen ayant été pratiqué environ 6 heures après l'évacuation, on ne peut observer aucun mouvement : quelques-
uns des animalcules sont déjà fragmentés.

DEUXIÈME LEÇON

Diagnostic des ulcérations de la langue.

Messieurs,

Nous avons actuellement dans nos salles un jeune homme de 24 ans qui nous offre l'exemple d'une lésion intéressante autant que rare. Ce malade raconte qu'il y a 9 mois, il a vu survenir sur sa langue, à la face dorsale et au voisinage de la pointe, une série de petits boutons, du volume d'une tête d'épingle tout au plus, de couleur jaunâtre, à peine saillants. Deux ou trois mois après, au même point, il y avait autant d'ulcérations qui se réunirent en une ligne antéro-postérieure de manière à constituer une fente prolongée jusqu'à la pointe qui devint bifide. Depuis, le huitième environ de l'organe, envahi progressivement, a disparu. Enfin, il y a trois mois à peine, c'est-à-dire six mois après le début, il se développa sur toute la moitié droite de l'arcade alvéolaire supérieure une ulcération fongueuse dont l'ablation d'une dent cariée a été le point de départ. Depuis, cette lésion a marché assez vite pour que récemment une dent saine se trouvât déchaussée et tombât d'elle-même.

Ainsi, nous avons à étudier chez cet homme deux sortes de lésions dont le développement a été à peu près parallèle ; nous décrirons d'abord l'ulcération linguale. Outre son étendue, puisqu'elle a détruit déjà un huitième environ de l'organe à sa pointe, nous devons noter dans cette ulcération les caractères suivants : les bords en sont au même niveau que le fond, ils ne sont ni relevés et décollés, ni taillés à pic : à leur niveau, nulle induration pour ainsi dire : ils sont festonnés inégalement et, à la partie inférieure, ils ne sont constitués que par une surface d'érosion de la muqueuse, sans aucune saillie par conséquent. Nous avons donc sous les yeux une perte de substance dont la section est lisse, nullement anfractueuse, d'une coloration générale gris-jaunâtre sur laquelle tranchent de petites saillies d'un rouge vif dont le volume égale à peine celui d'une tête d'épingle.

Le malade ressent à ce niveau quelques picotements, et les attouchements y sont douloureux. Non-seulement le fond lui-même est à peu près souple, mais encore on ne trouve sur les parties avoisinantes aucune trace d'induration ni même de gonflement ; nous devons noter ceci comme un point important pour le diagnostic.

Toute la cavité buccale est affectée de stomatite et la muqueuse linguale porte, autour de l'ulcération, des papilles saillantes et que leur coloration rouge détache nettement. Au niveau du bord droit de la langue, à quelques millimètres en arrière de l'ulcération, la muqueuse est soulevée par un semis de petits points jaunâtres ressemblant à des grains de mil. Le siége en est sous-épithélial et ils font une saillie à peine appréciable ; nous pouvons donc les distinguer nettement des saillies papillaires qui sont rouges et superficielles, et ceci est important, car le mal a débuté à la pointe de la langue par de semblables productions. Elles nous permettent d'assister à l'évolution complète de l'affection : certaines d'entre elles sont manifestement sur le point de se faire jour au dehors par une ulcération, et nous savons que tel a été, à son début, le processus qui a fait en 9 mois les ravages que nous venons de constater. L'ulcération principale emprunte donc ses moyens d'extension à ces ulcétions partielles qu'elle s'adjoint progressivement.

La seconde lésion que nous trouvons dans la bouche de notre malade est une ulcération bourgeonnante de toute la moitié droite de l'arcade alvéolaire supérieure, à partir de l'incisive latérale ; les deux faces et le bord libre, le cul-de-sac du vestibule buccal lui-même, et la portion afférente de la muqueuse qui double la joue, portent des bourgeons mollasses, qui saignent facilement et masquent à peine le rebord osseux alvéolaire nécrosé, sur lequel le stylet arrive facilement dans une grande étendue. Nous avons dit que l'implantation des dents n'a pu s'y maintenir. Cette gingivite qui occupe, à un degré moins avancé, le reste des arcades alvéolaires, rappelle assez exactement les lésions de la stomatite mercurielle : ébranlement des dents et gonflement des gencives qui sont saignantes. La fétidité de l'haleine et la salivation ne font pas défaut.

Enfin, on peut trouver dans la région sous-maxillaire droite quelques ganglions hypertrophiés, légèrement douloureux, mais de consistance peu considérable.

Ces lésions locales affectent un individu dont l'état général est intéressant à étudier. L'amaigrissement, la pâleur lui donnent un aspect légèrement cachectique. Son histoire ne comporte ni antécédents de famille, ni accidents personnels qui puissent mettre sur la trace d'une diathèse Il n'est pas syphilitique et n'a pris aucun traitement spécifique. On peut dire que sa santé a été satisfaisante jusqu'ici ; cependant, il avoue quelques manifestations scrofuleuses de son enfance au nombre desquelles figure un écoulement purulent par les oreilles qui est, à cet égard, significatif. On doit probablement rattacher à la scrofule l'engorgement ganglionnaire sus-hyoïdien qui existe actuellement, d'autant plus que le malade y était sujet dans son jeune âge. Disons de suite qu'il est tuberculeux.

Si nous pouvons rattacher à la stomatite secondaire la lésion gingivale, à la constitution scrofuleuse l'engorgement ganglionnaire, il n'en est pas de même de l'ulcération linguale dont le diagnostic mérite d'être sérieusement discuté. ·Vous savez, Messieurs, que les ulcérations que l'on rencontre le plus souvent à la langue, sont de trois ordres : simples ou calleuses, quelquefois cancéreuses et enfin syphilitiques.

L'ulcère simple de la langue siége ordinairement, non pas à la pointe de l'organe, mais sur ses bords. La cause en est l'irritation produite par des fragments dentaires, sa forme est le plus souvent une fissure reposant sur une surface légèrement tuméfiée. Nous ne trouvons là aucun des caractères de cet envahissement en surface que nous avons décrit : nous n'avons nullement affaire à un ulcère simple.

Une ulcération cancéreuse serait plus vraisemblable et nous devons en étudier les caractères différentiels ; à la langue, il s'agit de cancer épithélial, bien que, dans certains cas, la tumeur prenne naissance dans l'épaisseur de l'organe ; ce n'est pas ici le cas, nous le savons.

Le diagnostic cancer épithélial superficiel, auquel seul on peut donc penser, doit être rejeté pour deux raisons principales : 1° il n'est pas ordinaire que le cancer qui affecte un point de l'économie s'y manifeste en plusieurs points voisins mais isolés. S'il est envahissant, c'est de proche en proche : le cancer épithélial, surtout, n'a pas de ces manifestations multiples.

2° Notre malade a 24 ans seulement et l'on sait que le cancer de la langue ne se montre qu'à l'âge moyen et même dans la vieillesse ; ces deux considérations doivent nous mettre en méfiance, les signes physiques nous détournent absolument. En effet, les bords d'une ulcération cancroïdale sont épais, plus ou moins décollés et renversés, toujours indurés, car ils sont le siége d'une prolifération épithéliale qui occupe la muqueuse et le tissu sous-muqueux. Ici, nous n'avons ni épaississement, ni décollement des bords : ceux-ci ne sont ni taillés à pic, ni renversés ; ils se continuent insensiblement avec le fond. Ce fond, chez notre malade, est lisse, presque régulier, dépourvu absolument de bourgeons mollasses et donnant un écoulement de sang facile qui est caractéristique du cancer. Nous avons, en effet, sous les yeux, une surface grisâtre parsemée de points rouges peu saillants et qui ne saignent pas. En outre, une destruction aussi avancée de la langue aurait inévitablement amené, si elle était de nature cancéreuse, un engorgement ganglionnaire bien différent de celui que nous observons.

Enfin, cette ulcération linguale est-elle de nature syphilitique ? Ici, nous ne devons pas nous appuyer sur les mêmes considérations que tout à l'heure : autant il est rare, en effet, de voir le cancer affecter séparément plusieurs points d'un même organe, autant il est fréquent de rencontrer plusieurs manifestations syphilitiques voisines ; les signes physiques nous guideront plutôt. Nous pouvons éliminer tout d'abord le chancre induré initial, avec ses bords caractéristiques et l'adénopathie spéciale qu'il entraîne, mais il est important de songer aux ulcérations secondaires et tertiaires. Bien qu'il ne faille pas accorder de valeur, en général, aux assertions des malades à ce sujet, nous devons dire que les renseignements sont absolument négatifs dans le cas particulier.

La plaque muqueuse ulcérée ne franchit pas les éléments du derme : la perte de substance que nous étudions en diffère donc considérablement. En revanche, au nombre des accidents tertiaires, vous connaissez les gommes et les productions dites syphilides ulcéreuses, faute d'une meilleure dénomination. Admettrait-on un instant l'idée d'une gomme ulcérée, malgré l'absence absolue de tumeur initiale chez notre malade, il faudrait rapidement l'abandonner, car nous n'avons ici ni bords indurés, ni excavation témoignant d'une élimination consécutive de produits accumulés précédemment.

Les syphilides ulcéreuses de la langue débutent par une sorte de tubercule plat, saillant sous la muqueuse, dont la destruction n'intéresse que les éléments du derme en formant une sorte d'ulcération serpigineuse dont les bords sont épais et taillés à pic, le fond déprimé et dur. L'indolence est encore un bon signe de cette affection : notre malade ressent des douleurs.

Indépendamment de ce qu'il serait bien exceptionnel de trouver sur un syphilitique une manifestation unique, actuelle ou antérieure, on devrait considérer une pareille syphilide comme anormale ; elle ne répond, en effet, nullement aux descriptions qu'en ont faites l'auteur anglais Clarke, dans son ouvrage spécial et le Dr Saison plus récemment dans sa thèse inaugurale. La langue syphilitique porte à sa surface des fissures caractéristiques qui la partagent pour ainsi dire en lobes et lobules.

Au cours de cette élimination successive, nous avons ré-

—servé un dernier ordre d'ulcérations linguales peu fréquentes, l'ulcère tuberculeux signalé en premier lieu par Ricord, sous le nom de phthisie buccale, et dont une excellente description est due à M. le Dr Julliard de Genève (Thèse, Paris 1865). C'est la première monographie complète de la question, étudiée plus tard dans un mémoire de M. Trélat (1870) et dans plusieurs thèses récentes.

L'ulcération que nous avons sous les yeux présente au complet les caractères assignés par ces auteurs aux ulcérations tuberculeuses : bords insensiblement déprimés vers le fond qui est pointillé de rouge et ne porte aucun bourgeon mollasse et saignant ; nulle induration, nul décollement, évolution légèrement douloureuse. Mais j'insisterai surtout sur un symptôme considéré comme caractéristique et que nous constatons ici : c'est l'existence d'un semis de points jaunâtres sous l'épithélium lingual, point de départ, comme nous avons vu, de l'ulcération et points avancés d'une extension nouvelle.

En quoi consiste ce semis, et que veut dire le mot ulcération tuberculeuse de la langue ?

A la gorge, au larynx, à la langue même, les tuberculeux peuvent porter des ulcérations de nature inflammatoire, ne résultant nullement du ramollissement de dépôts tuberculeux préalables ; chez ces malades, avancés en général dans la cachexie, le pourtour des orifices glandulaires peut s'ulcérer spontanément : il s'agit d'ulcérations chez des tuberculeux. D'autre part, on observe le développement, sous l'influence de la même diathèse, de dépôts jaunâtres superficiels, et distribués en semis, d'une matière concrète reconnue histologiquement pour de la matière tuberculeuse. M. Trélat surtout a contribué à établir ce point.

Notre malade a présenté et présente encore ces dépôts tuberculeux. Les signes de percussion et d'auscultation pulmonaires permettent d'affirmer le diagnostic en faisant reconnaître la présence de tubercules ramollis aux deux sommets (craquements humides, etc.)

Vous comprendrez, Messieurs, combien il était important

d'arriver à un diagnostic exact, puisque l'idée du cancer eût entraîné celle d'une intervention chirurgicale, et le soupçon de syphilis l'espérance d'un pronostic favorable.

Un dernier point reste maintenant à examiner, qui a bien son-importance : l'ulcération du bord alvéolaire reconnaît-elle la même cause ? Il est permis de ne pas le croire et de n'y voir qu'une gingivite intense entretenue par la nécrose d'une portion d'os, lésion presque bénigne en regard de la gravité de l'autre.

Pouvons-nous, en effet, espérer voir cet état se modifier ? C'est fort improbable, bien que, dans un cas de la pratique de M. Verneuil, une telle ulcération ait pu se modifier et se guérir même momentanément sous l'influence du chlorate de potasse et de cautérisations répétées à l'acide chromique. Ceci doit nous engager à instituer un traitement semblable, sans oublier la médication tonique ; enfin, nous ferons prendre au malade de l'iodure de potassium afin de lever les derniers doutes.

TROISIEME LEÇON

Sur une variété rare de fracture de l'extrémité supérieure du tibia.

Messieurs,

Il vient de se présenter à notre observation une variété de fracture qui n'est certainement pas commune et dont il n'existe pas encore de description spéciale dans les auteurs : je me propose de l'étudier aujourd'hui, devant vous. Il y a trois semaines, on nous amena un homme de 60 ans, qui venait de recevoir sur la jambe droite un bloc de moellons qui l'avait renversé ; un mur qu'il était en train de démolir s'était effondré sur lui.

Le lendemain, le membre inférieur, depuis le pied jusqu'au tiers inférieur de la cuisse, présentait un gonflement et une tension considérables des téguments sous lesquels s'étendait une infiltration sanguine énorme. L'articulation du genou était aussi le siége d'un épanchement. Mais on était surtout frappé par une déformation particulière du membre, très-appréciable malgré le gonflement. Immédiatement au-dessous de la rotule, il y avait une dépression subite du niveau de la face antérieure de la jambe, figurant le déplacement dit en coup de hache ; à peu de chose près c'était ce que l'on observe dans la luxation incomplète de la jambe en arrière.

On imprimait facilement à la jambe des mouvements étendus de mobilité latérale ; on pouvait l'élever assez fortement, sans que la cuisse ni le genou quittassent le plan du lit, mais la déformation antérieure n'en était nullement modifiée, le coup de hache persistait.

Il y avait évidemment une fracture du tibia (et l'on pouvait en revanche constater l'intégrité du péroné) : ces différents mouvements ne se passaient pas dans l'articulation
du genou. En effet, aucun effort de traction ne pouvant réduire le déplacement, le chloroforme fut administré : en
saisissant à pleine main le membre au niveau du genou
d'une part, et de l'autre au-dessous du siége de la déformation, on put alors se convaincre que les mouvements de
latéralité si étendus que nous avions observés, se passaient à quelques centimètres au-dessous de l'articulation,
dans le foyer d'une fracture tibiale.

En outre, à la partie antéro-externe, au-devant de la téte
du péroné, où la peau seule recouvre l'os, nous constations
la mobilité avec crépitation d'un petit fragment osseux
complétement détaché. En revanche, aucune crépitation
n'accompagnait les grands mouvements de latéralité, et
ceci avait fait méconnaître par d'autres personnes le véritable siége de ces mouvements. Il était facile de s'assurer que les condyles fémoraux, le péroné, la rotule, et
les différents ligaments articulaires, étaient absolument
sains. Le diagnostic fut donc : fracture limitée au plateau
tibial, communiquant probablement avec l'articulation ;
on ne pouvait rien affirmer à cet égard, et la déformation
s'expliquait sans qu'il fût nécessaire d'invoquer une fracture articulaire. Pendant les diverses tentatives de réduction, ce mécanisme se révéla très-nettement : en effet,
tandis que les tractions directes, exercées dans l'axe du
membre, restaient sans résultat et sans influence sur l'angle en coup de hache, il suffisait de fléchir simplement la
jambe pour amener la réduction ; ce faisant, il était clair
que l'on ne fléchissait pas la jambe sur la cuisse, mais que
l'on mettait l'axe du tibia dans la direction perpendiculaire
normale au plan de son plateau articulaire. En d'autres
termes, le coup de hache était produit par le déplacement
anguleux à sommet en arrière des deux portions du tibia;
l'extrémité supérieure était en demi-flexion sur les condyles
fémoraux, tandis que le corps de l'os et la jambe étaient,
comme la cuisse, parallèles au plan du lit, de sorte que

fléchir la jambe avait pour effet de coapter les fragments. Le même résultat eût été produit si l'on avait pu mettre le plateau tibial dans la position d'extension, la jambe reposant sur le plan du lit.

Une fois le fragment inférieur mis en contact avec le supérieur par cette flexion du membre, la réduction était parfaite et le diagnostic du siége de la fracture se confirmait du même coup : seul, l'état de l'articulation restait douteux au point de vue de la pénétration. Après cette coaptation, le membre fut fixé dans cette position fléchie au moyen d'un coussin cunéiforme insinué entre la jambe et la cuisse, la pointe répondant au jarret : dans cette position, la fesse et la plante du pied touchaient seules le plan du lit. Quelques tours de bande peu serrés maintenaient seuls l'appareil. Cependant le lendemain, le malade se plaignait de fourmillements dans le pied : comme la contusion avait été générale et très-violente, le gonflement et la tension persistant au même degré, il fut jugé prudent d'abandonner ce procédé de coaptation comme pouvant entraver le cours du sang dans le membre. La chaleur et la sensibilité étaient conservées partout sauf à la face dorsale du pied; mais partout jusqu'au genou la peau était couverte de vastes phlyctènes séro-sanguinolentes dues, à la contusion des téguments. On posa dès lors simplement le membre dans un très-léger degré de flexion, sur un double plan incliné à angle obtus, sans tours de bandes. Malgré ces précautions, on ne sentait pas les battements de l'artère tibiale postérieure.

Nous étions au troisième jour de l'accident, le malade ne ressentait pas de douleur, mais on remarqua que la température du pied s'abaissait, et que les téguments à son niveau prenaient graduellement une teinte violacée, sans qu'on dût se reprocher la moindre compression exercée par les appareils ; pour en écarter tout soupçon, on laissa simplement le membre reposer par sa face externe sur le plan du lit. Dans cette position, bien entendu, le déplacement s'était reproduit au complet.

Malgré tout, il devint évident dès le cinquième jour.

que le sphacèle du pied et d'une partie de la jambe était
inévitable ; on n'en pouvait cependant préciser les limites,
et de fait celles-ci se reculèrent jusqu'au dernier moment,
le refroidissement et la teinte spéciale gagnant progressivement du terrain. Lorsque le malade succomba le trei-
zième jour à une pneumonie rapidement développée et
accompagnée de troubles cérébraux, la mortification était
complète depuis le pied jusqu'au genou.

L'autopsie nous rendit compte non-seulement des causes
immédiates de la mort, pneumonie étendue et méningite déjà
ancienne de la convexité des hémisphères, mais encore
des phénomènes physiques observés localement pendant
la vie du malade.

La jambe était le siége d'un vaste phlegmon gangréneux
qui se limitait mal au niveau du genou ; autour du foyer
de la fracture, outre l'infiltration sanguine et purulente
commune au tissu cellulaire de toute la région, nous trou-
vâmes deux épanchements sanguins profonds limités par
des muscles, l'un à la partie supérieure du losange poplité,
l'autre entre les muscles tibiaux antérieurs au point où les
vaisseaux passent à travers le ligament interosseux à sa
partie supérieure.

Ces deux foyers sanguins semblaient correspondre à
deux ruptures vasculaires, dont l'une était indubitable, et
siégeait sur la veine poplitée, oblitérée déjà par un caillot
sanguin. Les veines tibiales antérieures présentaient des
lésions moins faciles à constater en raison de leur calibre.
Il y avait là, Messieurs, de quoi expliquer en partie les
troubles circulatoires observés pendant la vie, mais non
l'absence bien constatée de battements au niveau des artères
du pied. Ce qui vient maintenant en rendre compte, c'est l'état
de l'artère poplitée que nous avons trouvée presque complétement oblitérée, sur un trajet de 5 centimètres environ,
au-dessus et au-dessous de l'interligne articulaire. A ce
niveau, l'artère était brusquement transformée en un cordon dur, inégal, bosselé : il n'y avait plus de lumière pour
ainsi dire à ce vaisseau, dont le calibre diminué de
moitié était occupé par un caillot fibrineux, adhérent, dont

vous pouvez encore constater la présence. Le vaisseau cependant ne présentait nulle part trace évidente de solution de continuité.

Il y avait eu compression par un des fragments et probablement rupture de la tunique interne.

Quant à la fracture elle-même, vous pouvez voir qu'elle était aussi pénétrante que possible ; les traits multiples dont elle se compose, et que nous allons étudier en détail, aboutissent tous à la surface articulaire du plateau tibial ; c'est dire qu'il y avait non-seulement un phlegmon périarticulaire, mais encore invasion du genou par un pus infect dans lequel baignaient les fragments osseux, aussi bien que les muscles jambiers voisins ou du moins ce qui restait de ces muscles. Du côté de la cuisse et du fémur tout était relativement sain, tandis que les cartilages de la rotule et du tibia avaient commencé à se ramollir et à se soulever.

Vous avez, Messieurs, les pièces sous les yeux et vous pouvez ainsi vous convaincre que s'il est facile d'apprécier les désordres, il est moins aisé de procéder à leur description méthodique. Je vais l'essayer cependant. D'une manière générale, le tout consiste en une division multiple du plateau tibial détaché du corps de l'os.

En regardant par la face postérieure, on voit un premier trait de fracture oblique plutôt que transversal, partant du bord interne du tibia à 4 centimètres au-dessous de la surface articulaire, pour croiser la face postérieure de l'os en remontant en dehors jusqu'à l'articulation péronéotibiale, c'est-à-dire à un centimètre et demi de la surface cartilagineuse du plateau. Du milieu de ce trait oblique en part un second, plus voisin de la verticale, bien qu'oblique lui-même dans le même sens : celui ci gagne la surface articulaire, mais sans intéresser toute l'étendue antéro-postérieure de la masse spongieuse ; il limite un petit fragment postérieur et externe, écorné pour ainsi dire du plateau tibial.

Si nous regardons en avant, nous trouvons de chaque côté de la tubérosité antérieure du tibia qui est intacte, un fragment complétement isolé et qui, vu de face, présente l'aspect d'une sorte de lamelle ou d'écaille osseuse arrachée de chaque condyle du tibia. Mais un examen plus attentif permet de constater que l'un et l'autre de ces fragments comprend de chaque côté une bonne portion du condyle et de la cavité glénoïde correspondante. Le fragment interne est limité latéralement par un trait vertical qui suit le bord postérieur et interne du tibia, et supérieurement par un trait antéro-postérieur qui partage en deux parties à peu près égales la cavité glénoïde interne. Le fragment externe, moins volumineux, est limité en dehors par un trait oblique qui se dirige vers l'articulation péronéo-tibiale, et en haut par un trait également oblique qui aboutit au même point. Il comprend donc la portion antéro-externe de la cavité glénoïde externe du tibia.

Si vous avez bien suivi, Messieurs, cette description qui ne laisse pas que d'être assez compliquée, vous pourrez vous convaincre qu'en résumé le plateau tibial est partagé en quatre fragments : un moyen, un interne et deux externes. *Le fragment moyen*, le plus volumineux, en forme de coin à base postérieure, comprend la partie moyenne du plateau tibial et donne insertion aux deux ligaments croisés. Il commence immédiatement en arrière de la tubérosité antérieure et au-devant de l'insertion du ligament croisé antérieur, pour se terminer en arrière à 4 centimètres au-dessous de la surface articulaire. *Le fragment interne* comprend la moitié interne de la cavité glénoïde interne et du condyle qui la supporte. *Les deux fragments externes* comprennent également la plus grande partie du condyle externe et la cavité glénoïde correspondante qui se trouve partagée en trois parties.

Cette variété de fracture du tibia n'est certainement pas commune : on ne trouve même dans les auteurs presque aucune description qui s'y rapporte, presque aucun fait qui lui soit comparable, ni dans le traité de Malgaigne si complet cependant, ni dans les travaux spéciaux sur la question (thèse de Durochas, Paris, 1867). Quelques exemples de fracture présentent cependant une certaine analogie avec celui qui nous occupe. Ainsi l'on peut voir, dans l'*Iconographie chirurgicale* de Benjamin Anger, un fait de cette nature, sur lequel malheureusement font absolument défaut les détails cliniques : cette fracture ayant été constatée pour ainsi dire par hasard à l'amphithéâtre.

Je ne parle bien entendu que des fractures du tibia seul à son extrémité supérieure : les cas de fracture des deux os, c'est-à-dire de la jambe au tiers supérieur, sont relativement fréquents et vous pourrez même en observer actuellement deux exemples dans nos salles.

Et tout d'abord la fracture est-elle de cause directe ou indirecte ?

Bien évidemment, Messieurs, la cause n'est pas directe, car si la fracture était un effet de l'écrasement, les téguments auraient été en état d'attrition, tandis que les désordres ici sont dans la profondeur, limités au tibia ; il y a intégrité absolue de la rotule et de son ligament, les condyles fémoraux ne sont pas séparés, etc., etc. D'autre part, il est depuis longtemps connu que certaines fractures de l'extrémité supérieure du tibia se produisent d'une façon indirecte par le mécanisme de l'arrachement. Vous pouvez, à cet égard, consulter le fascicule récemment publié des cliniques de M. le professeur Richet (1), sur les fractures de jambe : dans cet ouvrage on lit que deux fois la fracture au tiers supérieur a été produite par une flexion forcée de la jambe en avant, l'articulation restant intacte. Il s'agit d'individus dont le corps avait été lancé en avant, tandis que la partie inférieure de la jambe et le pied étaient retenus dans un marchepied de wagon ou de voiture : le corps avait par conséquent décrit une sorte d'arc de cercle et la jambe avait cédé. Mais vous remarquerez qu'il s'agit ici de fractures des deux os, tandis que nous n'avons affaire actuellement qu'à un arrachement partiel du tibia, dont le mécanisme n'est indiqué nulle part.

Deux modes de violence, inégalement vraisemblables peuvent être invoqués pour expliquer les désordres que vous avez sous les yeux. On pourrait croire, en premier lieu, et

---

(1) Leçons cliniques sur les fractures de jambe, recueillies par Ledouble et Garnier, internes du service 1876.

certaines personnes en ont exprimé l'avis, que la masse vulnérante surprenant le genou en demi-flexion, attitude des gens qui manient la pioche, il y á eu choc violent sur les condyles fémoraux qui ont transmis la poussée aux tubérosités tibiales : celles-ci surplombant le corps du tibia, n'auraient pu résister et se seraient détachées.

Mais ceci n'expliquerait pas la division en trois fragments Tout au plus ce mécanisme donnerait-il la raison de la forme en écailles verticales que les deux fragments latéraux affectent. De plus, ce mécanisme ne pourrait être admis que si l'on constatait en effet des traces de contusion au bas de la cuisse, point d'application supposé du choc ; il y aurait eu dans ce cas une ecchymose, ou un épanchement traumatique dans le triceps fémoral. Or les téguments eux-mêmes étaient absolument intacts à ce niveau.

D'ailleurs, si le fémur avait scrvi d'intermédiaire à la force fracturante, comment expliquer que les condyles n'aient pas subi le plus léger degré d'écrasement au niveau de leur face articulaire? L'examen attentif de l'ensemble des lésions, et les considérations qui précèdent me conduisent à admettre que la fracture a résulté d'une violence exercée sur la jambe seule.

En effet, certaines particularités doivent faire admettre le mécanisme de *l'extension forcée* : en premier lieu, l'intégrité de la rotule, de son ligament et de la tubérosité tibiale, indique bien que çes parties ont été surprises dans le relâchement et non dans la tension qu'ils subissent lors de la flexion du genou : dans ces conditions, ils auraient difficilement échappé à la violence. Vous savez, d'autre part, Messieurs, que dans l'extension, en revanche, tous les autres liens articulaires, y compris les ligaments croisée, subissent une tension proportionnelle à l'effort d'extension.

Ce doit être dans un moment exagéré d'extension, c'est-à-dire dans un effort de *flexion en avant*, que s'est produit le détachement de l'énorme fragment médian qui porte encore intacte l'insertion des deux ligaments croisés Ce véritable arrachement du plateau tibial ne peut s'expliquer que par le mécanisme de l'extension forcée : on peut encore tirer en sa faveur un dernier argument du genre de la déformation que nous avons eue à combattre. Vous n'ignorez pas, Messieurs, que le déplacement imprimé à des fragments osseux par une violence considérable se maintient ordinairement tel que le corps vulnérant l'a produit : la saillie que faisait en arrière le fragment supérieur pendant la vie, c'est-à-dire l'angle ouvert en avant du tibia, datait probablement du moment de la pression d'une pierre pesante.

En résumé, Messieurs, et à quelque mécanisme que vous vous arrêtiez, retenez que cette fracture s'est révélée pendant la vie par les caractères suivants : gonflement et tension énormes des téguments, déformation particulière, et mobilité latérale indiquant de graves désordres au niveau du tibia. L'administration du chloroforme nous a été utile pour ces diverses constatations. En dernier lieu, il faut signaler la crépitation fournie par la mobilité d'une des écailles.

Le pronostic de cette lésion traumatique est évidemment grave à tous les points de vue. Il y a, en effet, une contusion violente rendant probable le sphacèle ou tout au moins le phlegmon. Or, vous le savez, l'articulation communique avec le foyer de la fracture; de plus la réduction de ces fractures est très-difficile à obtenir et à maintenir, même quand elles siégent plus bas que dans le cas particulier : ceci constitue une importante complication.

D'après ce qu'il nous a été donné d'observer, je pense à ce propos que la demi-flexion, qui replace le tibia dans l'axe du fragment supérieur, est le meilleur moyen de réduction, bien que d'une façon générale cette position soit mauvaise dans tous les cas où l'ankylose peut survenir. Au bout de quelque temps, on pourrait revenir à l'extension, si l'ankylose devenait probable.

Enfin, à un dernier point de vue, il importe de se rappeler que ces fractures de la partie supérieure du tibia (que le péroné soit ou non intact, que le trait de fracture siége plus ou moins près de l'articulation) sont d'une consolidation difficile dans tous les cas. Les auteurs ont insisté déjà sur ce point (Malgaigne, Laugier, Durochas); on ne doit pas l'attendre moins de 7 ou 8 mois, et ceci pour des raisons faciles à saisir : la solution de continuité, en effet, porte sur une masse éminemment spongieuse et vasculaire, et il se fait entre les fragments un épanchement de sang considérable. Souvent on n'obtient qu'une pseudarthrose, Durochas en cite 2 cas dans son travail : la fracture de l'un des malades, après 153 jours, était à peine consolidée; celle de l'autre, au bout de 8 mois, ne l'était pas encore, et comme dans les deux cas, pour éviter l'ankylose, on cherchait à communiquer des mouvements à l'articulation, on reproduisit la fracture. Vous avez un exemple analogue dans notre salle des femmes : il s'agit d'une malade qui se fit, il y a trois ans, une fracture de l'extrémité supérieure du tibia pour laquelle on dut lui faire garder le lit pendant trois mois à l'hôpital Beaujon. Ensuite, elle resta un mois encore en convalescence au Vésinet. Cette malade n'est sous l'empire d'aucune diathèse, et cependant sa fracture ne se consolida jamais, puisqu'elle raconte très-nettement qu'au bout de ce temps elle ne pouvait faire un pas sans que sa jambe fléchît sous elle en formant un angle saillant en dehors Il y a quelques jours, elle fit une chute pendant laquelle le poids de son corps fut reporté sur la jambe malade : la fracture se reproduisit. Il est juste de dire qu'elle siége plus bas que celle dont vous avez les pièces sous les yeux.

De ces diverses considérations, vous pouvez dès maintenant dégager cette idée, Messieurs, que l'arrachement du plateau tibial constitue une lésion d'une gravité exceptionnelle. Notre malade devait être amputé, et l'opération eut été pratiquée si l'état général rapidement désespéré ne l'eût rendue inutile au moment où elle eût pu être proposée au malade. Nous étions ici en présence de complications qui peuvent ne pas se rencontrer réunies dans d'autres cas : la consolidation ne serait dès lors pas absolument impossible. Quel serait l'état des parties après la guérison, nous ne pouvons l'indiquer faute de données acquises sur ce sujet encore nouveau.

QUATRIÈME LEÇON.

Pied plat valgus douloureux (impotence fonctionnelle du long péronier latéral) de Duchenne. — Physiologie pathologique. — Diagnostic. — Traitement.

Messieurs,

Vous avez eu déjà l'occasion d'observer dans nos salles un certain nombre de malades atteints d'une affection qui, bien que fréquente, est généralement assez peu connue. Je puis actuellement vous en présenter l'exemple sur deux malades, et je désire en profiter pour appeler votre attention sur les particularités intéressantes de cette affection.

Nos malades sont des adolescents : l'un a 16 ans, l'autre 18 ; tous les deux exercent des professions fatigantes, puisque le premier est apprenti mécanicien, tandis que l'autre, en qualité de garçon marchand de vins, est exposé à des allées et venues continuelles. Ils font l'un et l'autre remonter au même accident les troubles fonctionnels dont ils ont à se plaindre aujourd'hui. L'un s'est donné une entorse du pied en descendant un escalier. L'autre s'est aperçu de même, au moment où il montait des marches, que son pied se tournait. L'origine des accidents paraît donc être de part et d'autre une entorse véritable, mais assez légère en somme, puisque les deux malades ont pu continuer leur travail, bien que souffrant toujours un peu. Je tiens à vous faire constater dès à présent, Messieurs, qu'il ne s'agissait nullement à cette époque d'un commencement d'arthrite, car il n'y a jamais eu ni rougeur ni gonflement.

Il nous est donné maintenant d'observer les conséquences d'un même accident initial : elles sont presque absolument identiques chez les deux malades. Tous deux, après le repos de la nuit, ne ressentent au lever aucune douleur, et la marche est d'abord facile ; mais bientôt, sous l'influence de la station, de la marche et de la fatigue qui en résulte, la douleur survient d'une façon progressive, localisée constamment au-dessous des malléoles, autour de l'articulation tibio-tarsienne, et à sa partie externe surtout. L'affection siége d'un seul côté, au membre gauche, dans les deux cas.

En même temps que la douleur, il survient, pour entraver bientôt la marche, un élément de plus : le pied finit par subir vers la fin de la journée une modification très-prononcée de sa forme et une déviation qui se fait constamment dans le même sens. Les malades marchent alors sur un seul côté du pied. Leurs chaussures devaient en porter des traces ; il ne faut jamais négliger de les examiner en pareil cas. L'un des malades, l'apprenti mécanicien, nous présente effectivement un soulier dont la semelle n'est usée pour ainsi dire que du côté interne. Il est bien manifeste que son pied est habituellement tourné en dehors pendant la marche, ainsi qu'il le dit lui-même. L'autre malade fait habituellement son service avec des chaussons, nous n'avons donc pu rien constater à cet égard.

Il nous est facile de reproduire devant vous cette sorte d'intermittence dans la douleur et la déviation du pied. Il suffit, en effet, de faire garder le lit à nos deux malades pendant assez longtemps, toute une nuit par exemple jusqu'à la visite, et nous leur trouvons à ce moment les deux pieds semblables ; il est impossible de saisir une différence d'un côté à l'autre. La douleur est nulle. Mais les faisons-nous lever et marcher pendant quelque temps, la déformation du pied et les douleurs reparaissent aussitôt.

Nous observons alors *un pied plat*. Je me réserve, Messieurs, de revenir dans un instant sur le mécanisme de cet affaissement de la courbure plantaire. En outre, le pied est renversé en dehors, c'est-à-dire qu'il repose sur le sol par son bord interne, ce qui se traduit chez un de nos malades par l'usure de la chaussure en dedans. C'est là, vous le savez, le caractère de la forme particulière de pied bot, que l'on nomme le *pied bot valgus* : nous avons donc sous les yeux un *pied plat valgus*, qui se prononce dès que le pied supporte depuis quelque temps le poids du corps.

Si nous joignons à cela l'élément *douleur* qui vient bientôt accompagner la déformation et la déviation du pied, nous pouvons dès lors caractériser l'affection du nom de *pied plat valgus douloureux*. Ce terme a l'avantage de rappeler les principaux caractères de l'affection, mais il n'indique rien sur sa nature. Je crois utile d'insister sur ce dernier point, parce qu'à ce sujet vous ne pourriez tirer de la lecture de vos livres classiques que des données fort incomplètes et surtout peu exactes. Deux théories pathogéniques sont en présence, entre lesquelles il importe beaucoup de faire un choix motivé, car elles entraînent, au point de vue thérapeutique, des conséquences absolument opposées.

La première de ces théories appartient à M. Gosselin. C'est en 1865 qu'ont été présentées par lui à l'Académie de médecine les premières observations à ce sujet. Dès cette époque, M. Gosselin proposait de donner le nom de *Tarsalgie des adolescents*, à cette affection dans laquelle il ne voyait qu'une arthrite primitive localisée surtout à l'articulation astragalo-calcanéenne. Dans sa pensée, il devait se produire là ce qu'on observe dans une foule d'autres articulations, à l'épaule, à la hanche par exemple. L'arthrite s'accompagne d'une contracture musculaire réflexe ayant pour résultat le renversement du pied en dehors. Cette opinion repose sur une autopsie qui, je dois le dire, me paraît susceptible d'une interprétation moins probante pour la théorie. Cette autopsie, à laquelle j'ai assisté alors que j'avais l'honneur d'être l'interne de M. Gosselin, est celle d'une jeune fille atteinte de pied plat valgus douloureux, et qui fut rapidement emportée par le choléra. On trouva les cartilages de l'articulation astragalo-calcanéenne légèrement altérés. Ce fait unique a servi de point de départ à la théorie pathogénique proposée par

M. Gosselin et par son élève M. Cabot. (Thèse inaugurale, Paris, 1865).

Cependant je pense qu'il est loin d'être péremptoire; une foule de raisons opposées viennent, au contraire, démontrer qu'il ne suffit pas d'une arthrite pour déranger la statique du pied et produire le pied plat valgus douloureux. D'ailleurs rien de pareil s'observe-t-il dans les arthrites aux autres régions ? Partout, nous voyons bien qu'il peut se produire certaines déformations par contracture réflexe, mais les modifications d'attitudes sont d'un ordre bien différent. Ainsi que l'a démontré Bonnet (de Lyon), elles ont toutes pour effet commun de placer l'articulation malade dans la position qui favorise le plus son relâchement et diminue par suite le plus la douleur. Tout au contraire nous avons affaire ici à une déformation du pied dont le principal effet est d'amener des tiraillements et de faire naître la douleur au lieu de la calmer. Une arthrite qui se comporterait de la sorte serait bien différente de toutes les autres, et rien ne doit faire accepter cette anomalie pour réelle. D'ailleurs, la douleur n'est elle pas consécutive, ne disparaît-elle pas en même temps que la déviation, dès que le malade se repose? Pouvons-nous admettre une arthrite sans rougeur, gonflement ni douleur ? D'autre part vous savez, Messieurs, avec quelle facilité les arthrites, dans cette région tarsienne, plus que partout ailleurs, dégénèrent en tumeurs blanches. Or, il n'existe pas un seul fait de valgus pied plat douloureux terminé de cette façon : ces exemples seraient certainement nombreux si l'affection primitive était bien une arthrite. Cet argument me paraît péremptoire. D'ailleurs, le développement de lésions intra-articulaires, à supposer qu'il s'observe, ne démontrerait encore rien en faveur de l'arthrite primitive, car nous pouvons admettre que la position vicieuse prolongée peut amener dans les os, les cartilages, la synoviale même, les modifications qui aboutissent ordinairement à l'arthrite chez des sujets prédisposés. Ces différentes raisons nous permettent d'affirmer que *la théorie de l'arthrite* est en contradiction avec les faits cliniques aussi bien qu'avec les lois générales de la pathologie articulaire.

Ces faits ont été plus rigoureusement analysés par M. Duchenne (de Boulogne) dont vous connaissez tous les belles recherches sur la physiologie et la pathologie du système musculaire. Dans une série de communications à la Société de Chirurgie, dans son Traité de l'électrisation localisée, enfin, dans un mémoire original (*Archives gén. de médecine*, 1872) cet auteur nous a fait connaître les résultats successifs de son investigation à ce sujet : il désigne l'affection sous le nom d'*Impotence fonctionnelle du long péronier latéral*. Bien que ce terme puisse, au premier abord, paraître singulier, il a le mérite de bien caractériser la nature du désordre fonctionnel en indiquant avant tout qu'il s'agit d'une faiblesse, d'une insuffisance musculaire. Le péronier manque à sa tâche au moment où son action devient nécessaire. Reportons-nous, si vous le voulez bien, aux conditions physiologiques de la statique du pied, ainsi qu'aux fonctions dévolues au long péronier latéral.

Le pied repose sur le sol par deux points d'appui ou piliers principaux : en arrière le calcanéum, en avant la tête du premier métatarsien, constituent, l'un le talon proprement dit ou talon postérieur, l'autre le talon antérieur. Le pied s'appuie aussi sur la tête du 5ᵉ et même du 4ᵉ métatarsien.

Le talon antérieur est séparé du talon postérieur par la voûte plantaire dont la profondeur est variable selon les sujets, mais dont l'existence est constante à l'état normal.

Chez un sujet sain, si l'on exerce avec la main une pression énergique sur la tête du premier métatarsien, on arrive à déprimer le talon antérieur, ou, en d'autres termes, à relever le premier métatarsien, sur le premier cunéiforme ; puis la pression continuant, le 1ᵉʳ cunéiforme remonte sur le scaphoïde, et celui-ci sur l'astragale : on arrive ainsi à détruire la courbure plantaire, si le sujet ne résiste pas. Mais il est un muscle dont la contraction peut maintenir la courbure plantaire en attirant en bas la tête du métatarsien, ce muscle est le long péronier latéral : lorsque sa contraction n'est pas insuffisante, il résiste efficacement à la pression, même énergique, appliquée de bas en haut sur le talon antérieur.

Dans la station et dans la marche, le poids du corps, reporté sur le talon antérieur, n'agit pas autrement que cette pression expérimentale : examinons,en effet,ce qui se produit de ce côté pendant la marche. Au moment où le talon est soulevé par la contraction du triceps sural, le centre de gravité du corps se reporte en avant et vient en définitive passer par le centre du talon antérieur. Le poids du corps est donc à ce moment reporté sur la tête du premier métatarsien qui doit s'abaisser activement pour résister à la force qui tend à la relever et à redresser la courbure plantaire : le long péronier latéral entre alors en action. L'effet de sa contraction est de maintenir en ligne courbe la série osseuse depuis l'astragale jusqu'au métatarsien. Vous jugez dès lors, Messieurs, de l'importance des fonctions dévolues au muscle long péronier latéral, puisqu'à lui seul il doit résister au poids du corps pendant la marche et soutenir la voûte plantaire ; et vous saisissez par suite quels troubles dans la statique du pied son insuffisance peut entraîner.

Dans ce cas, en effet, le long péronier latéral, manquant de force pour soutenir le métatarsien abaissé, celui-ci est repoussé en haut et la voûte plantaire s'effondre pour ainsi dire. Dans cette nouvelle condition le pied ne repose plus en avant sur la tête du premier métatarsien, mais vient alors prendre point d'appui sur les têtes des quatrième et cinquième métatarsiens, qui, n'étant pas soutenues par des puissances musculaires appropriées, se laissent repousser en haut d'une façon passive et mécanique. De là résulte l'élévation du bord externe du pied et l'abaissement de son bord interne, c'est-à-dire le valgus.

Le phénomène se produit d'abord momentanément, dès que le malade marche, pour disparaître complétement sous l'influence du repos. Mais à une période plus avancée, certains muscles, sollicités par cette déviation mécanique du pied à entrer en contraction, interviennent et se mettent en contraction habituelle ; ce sont le court péronier latéral et l'extenseur commun des orteils.

La déviation, qui d'abord est seule, s'accompagne donc presque fatalement plus tard d'un mouvement de torsion dont le siége est surtout l'articulation astragalo-calcanéenne ; il en résulte des pressions anormales au niveau des surfaces articulaires dont les ligaments sont tiraillés. De là résulte la douleur, qui n'apparaît qu'au moment du fonctionnement du pied, c'est-à-dire après la station prolongée ou la marche. Le repos au contraire la fait disparaître.

Il est possible que la maladie, après de nombreuses alternatives d'amélioration et de rechutes, finisse par disparaître spontanément lorsque le sujet parvient à l'âge adulte, lorsque le système musculaire a acquis plus de force et d'énergie. Mais il n'en est pas toujours ainsi, soit que l'affection ait eu dès le début plus de gravité, soit qu'on l'ait trop longtemps abandonnée à elle-même. Chez certains sujets, on voit alors la persistance de la position vicieuse entraîner l'apparition d'un nouveau phénomène, je veux parler de la *contracture réflexe secondaire* dont M. Gosselin tire un si grand parti pour la défense de sa doctrine. Dans ces cas, la douleur s'accompagne bientôt de la contracture permanente d'un certain nombre de muscles qui maintiennent et exagèrent la position vicieuse du pied. Ces muscles sont principalement le court péronier latéral et le long extenseur commun des orteils; les contractures peuvent même aboutir à la longue à une rétraction réelle. Elles sont nettement accusées par la saillie des tendons au cou de pied.

La contracture permanente suivie de rétraction des muscles court péronier et long extenseur commun, s'observe rarement. Vous rencontrerez plus souvent le pied plat valgus douloureux dans sa forme intermittente, avec contracture passagère, et que le repos fait disparaître assez rapidement. Vous en aviez un exemple ces jours passés dans nos salles sur un jeune malade atteint de pied plat valgus qui a quitté l'hôpital, momentanément guéri par le repos de la contracture qu'il présentait à son entrée.

Telle est, Messieurs, dans son ensemble, la théorie que je tenais à vous exposer au sujet de cette affection intéressante. Les conséquences thérapeutiques en sont faciles à saisir. La doctrine opposée entraîne à une conduite bien différente. Conséquent avec lui-même, et voyant dans la tarsalgie une arthrite primitive, M. Gosselin est amené à traiter le mal par l'immobilisation, moyen rationnel quand il s'agit d'une arthrite, fâcheux au contraire lorsqu'il s'agit d'une insuffisance musculaire. M. Gosselin agit aussi dans le pied plat valgus comme pour les affections articulaires accompagnées de positions vicieuses : il redresse la déviation, porte le pied en adduction forcée, le place dans un appareil inamovible, et l'y laisse 2 ou 3 mois. J'ai vu nombre de malades que ce traitement n'avait nullement modifiés. Le repos forcé avait eu pour seul effet d'affaiblir le membre, et l'impuissance fonctionnelle augmentée se traduisait après le traitement par le même ensemble de symptômes qu'auparavant. S'il paraît y avoir eu quelques succès, nous pouvons, je pense, les attribuer à l'âge des malades qui se trouvaient à cette époque de la vie où l'affection guérit souvent spontanément.

Examinons maintenant les résultats du traitement opposé : Si la doctrine de l'impuissance musculaire est bien fondée, tout moyen capable d'augmenter l'énergie et la puissance de contraction du muscle affaibli doit faire disparaître les accidents.

L'*électrisation localisée* constitue le moyen de traitement en quelque sorte spécifique, et c'est celui que nous vous conseillons d'employer. S'il existe des contractures secondaires, le repos ne tardera pas à les faire disparaître. Nous ferons donc garder le lit à nos deux malades et nous ferons électriser chaque jour, et pendant longtemps, leur long péronier latéral. Je puis dire, Messieurs, que ce mode de traitement m'a permis d'enregistrer de nombreux succès pendant mon séjour à l'hôpital Saint-Antoine. Mais je dois cependant à la vérité d'ajouter que l'affection s'est montrée dans quelques cas absolument rebelle : elle était sans doute trop ancienne et compliquée de rétraction avancée.

Dans ce cas, on pourrait être conduit à pratiquer la section sous-cutanée des tendons contracturés, mais cette indication n'existe jamais dans les cas bénins, analogues à ceux dont je vous ai parlé aujourd'hui.

CINQUIÈME LEÇON

Abcès chroniques des parois thoraciques.

Messieurs,

Le hasard a réuni depuis quelque temps dans nos salles un certain nombre de malades atteints d'abcès chroniques ou abcès froids de la paroi thoracique : cette affection n'est pas rare et cependant on n'en trouve dans les auteurs classiques qu'une description insuffisante. Nos malades sont trois hommes couchés aux lits, 16, 26 et 60 bis, et d'autre part, une femme couchée au n° 70 de la salle Sainte-Marthe. Un cinquième malade vient de succomber: vous avez sous les yeux les pièces que son autopsie nous a permis de recueillir.

On peut reconnaître, messieurs, au point de vue anatomique, trois variétés de ces abcès chroniques, et nous les distinguerons en : A. *abcès froids ordinaires*, B. *abcès froids périostiques*, C. *abcès ossifluents*.

A. *Les abcès froids ordinaires* se rencontrent fréquemment dans la région axillaire ; leur développement s'y explique par la présence des ganglions lymphatiques. Ils sont rares au contraire en tout autre point de la paroi thoracique. On peut en observer cependant au même titre que dans une foule d'autres régions dépourvues de ganglions ; dans ce cas leur provenance, là comme ailleurs, reste obscure : ils occupent le tissu cellulaire sous-cutané sans affecter aucune relation avec le squelette.

B. *Les abcès froids de la seconde variété*, que je vous propose de nommer *périostiques*, sont, au contraire, des collections purulentes en rapport direct avec le squelette, mais avec le squelette resté sain, au moins au début de l'affection. Les abcès périostiques se développent autour des côtes ou sur les faces du sternum, mais retenez que le périoste seul est altéré à sa surface externe. Ces abcès froids périostiques forment tantôt des collections saillantes sous la peau, au-devant du squelette, nous les nommerons dans ce cas *sus-costaux*, tantôt des poches qui refoulent le revêtement interne de la paroi thoracique et font saillie dans la cavité : ce seront les abcès *sous-costaux*. Enfin il n'est pas rare de voir un même abcès présenter les deux dispositions, c'est-à-dire avoir un foyer bilobé, formé de deux poches, l'une extra, l'autre intrapariétale, communiquant par une brèche plus ou moins large d'un espace intercostal.

Les abcès que j'étudie en ce moment ont été décrits surtout par des médecins militaires et suivant ces observateurs, les soldats y seraient plus exposés que les autres ; on a successivement invoqué pour étiologie spéciale le frottement des courroies d'équipement, les chocs nécessités par l'exercice du fusil. Il est possible que ces causes soient réelles, mais leur influence a été certainement exagérée ; d'ailleurs, les médecins civils ont aussi souvent que les médecins militaires l'occasion d'observer ces abcès, mais probablement ils s'en sont moins préoccupés, n'y voyant que des abcès ossifluents sans intérêt.

Déjà l'adénite cervicale, observée fréquemment chez les jeunes soldats, avait été attribuée à des causes spéciales : on avait invoqué les frottements du col, le courant d'air de la lucarne des guérites, etc., mais l'éloignement de ces causes n'a pas fait diminuer la fréquence de l'accident qu'on les accusait, à tort, de provoquer. Il en est très-certainement de même pour les abcès froids de la paroi thoracique.

Le premier travail sur ces abcès froids date de 1829 (*Arch. gén. de médecine*). Il est de Ménière, qui s'attachait à expliquer leur fréquence et leur développement par l'irritation que produisent les efforts de toux. Pour lui ces abcès sont donc consécutifs à diverses affections des organes respiratoires. Sa théorie n'a rien de fondé, car la pleurésie est à peu près la seule affection intra-thoracique que l'on observe en même temps que ces abcès, et c'est aussi une de celles qui s'accompagnent de toux le moins fréquemment.

En revanche, la bronchite et les catarrhes des bronches, la grippe, la coqueluche devraient, dans cette hypothèse, se compliquer de ces abcès plus souvent et à meilleur titre que la pleurésie : or, cette coïncidence est rare, si toutefois on l'a observée.

En 1865, M. Leplat, professeur agrégé au Val-de-Grâce, publia (*Arch. gén. de méd.*) un mémoire dans lequel la pathogénie de ces abcès est l'objet d'un examen sérieux ; l'auteur y discute avec soin les faits observés par lui-même et les faits publiés avant lui. Pour tous les cas, il explique leur développement par l'existence antérieure d'une pleurésie. L'abcès, selon cet auteur, se montre au cours de la pleurésie ou longtemps après sa disparition. Dans le premier cas, on peut admettre que l'inflammation de la séreuse se propage au tissu cellulaire sous-pleural et y provoque la formation de pus : l'abcès sous-costal s'explique bien de la sorte. Dans une seconde série de faits, où l'on voit des abcès froids se développer longtemps après la guérison d'une pleurésie, M. Leplat n'hésite pas à admettre la même influence de voisinage.

Plusieurs faits d'une valeur indiscutable viennent à l'appui de cette théorie de M. Leplat ; dans un certain nombre d'autopsies on a trouvé une collection purulente sous-pleurale sans lésion osseuse, mais en face de lésions de la plèvre et du poumon. La pièce que vous avez sous les yeux en est un nouvel exemple : Les deux faces de la paroi thoracique sont, comme vous pouvez en juger, dénudées par le pus qui a pris naissance sous la plèvre en un point correspondant à des lésions pulmonaires, puis s'est fait jour à travers le muscle intercostal jusque sous la peau.

Mais la théorie de M. Leplat est certainement en défaut lorsqu'elle fait intervenir l'existence antérieure d'une pleurésie pour expliquer des abcès froids sus-costaux éloignés anatomiquement de la plèvre, éloignés par les dates de la cause qu'on leur assigne. La pleurésie ne rend plus si bien compte de ces derniers abcès, à supposer même que le malade ait jamais été atteint de pleurésie. Vous pourrez constater, en effet, que plusieurs de nos malades n'ont à ce sujet aucun antécédent, et si l'on rencontre chez quelques-uns des frottements pleuraux, il est permis de voir dans cette pleurésie sèche une *lésion consécutive* au développement de l'abcès périostique. D'ailleurs, cette pleurésie de voisinage est une complication bien connue des abcès qui succèdent au phlegmon et en particulier à l'adéno-phlegmon aigu de l'aisselle. En fin de compte, je ne pense pas qu'on puisse admettre avec M. Leplat, que tout abcès chronique des parois thoraciques soit consécutif à la pleurésie, de près ou de loin.

On a cherché ailleurs, et c'est encore un médecin militaire qui est revenu sur la question. M. Choné dans sa thèse inaugurale (1873), écrite sous l'inspiration de M. Gaujot, assigne à la variété d'abcès qui nous occupe une cause nouvelle qui pourrait bien être la vraie. Il s'agit pour lui d'une *forme particulière de périostite* non suffisamment étudiée ni décrite. Cette périostite, *superficielle ou externe, laisse intacte l'adhérence du périoste aux os, qui ne sont nullement touchés dans une première période de la maladie.* Plus tard, il est vrai, il se peut que les couches profondes du périoste soient successivement envahies, et même que l'os soit dénudé. Mais cette ostéo-périostite ne ressemble en rien à l'ostéo-périostite d'emblée dans laquelle la couche profonde du périoste est d'abord atteinte en même temps que l'os. Ici, au contraire, si l'os est *secondairement* dénudé, il n'est atteint que légèrement et l'on ne trouve à sa surface qu'une exfoliation superficielle.

Les abcès périostiques dus à cette périostite externe constitueraient donc la variété que je viens de vous décrire. Les causes en restent obscures, mais il semble certain qu'elles sont d'ordre général : il est de fait qu'on les rencontre surtout chez des sujets jeunes, atteints, comme l'a montré Sédillot, de cette anémie spéciale qu'entraîne le passage de la vie ci-

vile à la vie militaire. On peut accessoirement accorder une
influence à certaines contusions locales, celle du fusil chez
les militaires, celle d'outils particuliers chez les autres.
Ainsi le jeune malade couché au n° 16 est forcé, pour son
travail, d'appuyer fréquemment sur l'épaule un manche dur
qu'il pousse avec force : il est permis d'accorder une
part d'influence à ce léger traumatisme. Peut-être aussi l'é-
tiologie invoquée par M. Leplat est-elle applicable au développement de cette périostite : le tiraillement d'adhérences
pleurales anciennes n'est peut-être pas étranger à l'irritation subie par la couche superficielle du périoste. Ce dernier auteur avait bien observé d'ailleurs que l'altération
osseuse reste toujours superficielle.

C. La troisième variété des abcès que nous étudions comprend les *abcès ossifluents* proprement dits ; une lésion
profonde des os en est l'origine bien connue. Tantôt le pus
se collecte autour du point osseux malade, c'est-à-dire atteint d'ostéite, de tuberculisation, de nécrose ou de carie,
tantôt il s'éloigne du foyer de sa production. Dans ce dernier cas, parti du corps d'une vertèbre par exemple, il peut
suivre la gaîne des vaisseaux intercostaux, décoller la plèvre
et venir se faire jour sous la peau au voisinage du sternum.
Vous en avez un exemple assez net sur le malade couché
au n° 60 *bis*. Cet homme a évidemment un abcès par congestion : il porte actuellement une fistule sur le côté droit
du sternum, mais il souffre depuis 18 mois dans la région
de la colonne vertébrale. Ces douleurs l'ont forcé à garder
le lit pendant plusieurs mois.
Les trois variétés d'abcès des parois thoraciques que je
viens de vous décrire, si différentes au point de vue pathogénique, ont en revanche une symptomatologie commune.
Leur développement est lent en général. Cependant l'évolution peut être rapide. Ainsi la suppuration s'est fait jour
en trois semaines chez le jeune homme du n° 16, ce qui
n'empêche nullement de nommer son affection un abcès
chronique, en raison de la marche ultérieure que suivra
chez lui la maladie.

Le plus ordinairement, le malade porte pendant des mois une tuméfaction plus ou moins proéminente à l'extérieur : il s'en aperçoit souvent par hasard. Plus tard, la peau s'amincit et s'enflamme, puis se perfore et il sort une quantité de pus qui, souvent, n'est pas en rapport avec le petit volume apparent de la collection que l'on avait constatée.

La tumeur est irrégulièrement arrondie lorsqu'elle se développe au devant du sternum. Au devant des côtes, elle est en général allongée dans leur direction, ou quelquefois dans un sens perpendiculaire à l'axe de l'os ; le malade qui a succombé présentait pendant sa vie cette dernière disposition. La tumeur est toujours manifestement fluctuante, souvent peu douloureuse. Dans certains cas elle est absolument irréductible, et vous concevez qu'il s'agit dans ces cas d'abcès *sus-costaux*. D'autres fois, elle se laisse réduire partiellement par une pression prolongée pour reparaître brusquement et s'étendre si l'on fait tousser le malade. Cette impulsion est caractéristique, elle indique infailliblement l'existence d'une poche *intra-pariétale* ou sous-costale. Quand la collection extérieure est ouverte et qu'il persiste une fistule, la toux peut encore fournir les mêmes indications, en expulsant de la profondeur une certaine quantité de pus. Ce phénomène ne se produit jamais si la fistule ne conduit pas dans une poche interne.

Une fois ces données recueillies, on ne doit pas manquer d'explorer par l'auscultation le poumon et la plèvre ; le plus ordinairement il existe un certain degré de pleurésie au point correspondant. Le malade dont je vous présente les pièces a succombé à une pleurésie double.

Le diagnostic différentiel repose tout entier sur la notion de l'irréductibilité, ou de la réductibilité avec impulsion à la toux : il permet de distinguer l'abcès périostique sus-costal de l'abcès ossifluent. Dans ce cas, d'ailleurs, la lésion osseuse primitive se révèle déjà par la tuméfaction et l'irrégularité de la surface de l'os assez loin du point dénudé. Lorsque l'abcès est ouvert, on peut explorer avec le doigt ou le stylet les parois de sa cavité : dans le cas d'abcès périostique, au début du moins, on ne trouvera pas de surface osseuse dénudée.

Le pronostic de ces affections diverses n'est pas le même pour toutes.

L'abcès périostique peut guérir avec intégrité absolue de l'os sous-jacent ; il se fait, dans ce cas, une cicatrice adhérente sans production osseuse ; mais il peut arriver que le périoste subisse lentement une sorte de travail ulcératif qui a pour effet de mettre l'os à nu et de permettre une exfoliation légère de sa surface. Cette sorte de lésion secondaire, dont vous avez un spécimen sous les yeux, est bien distincte de celles que laissent la carie ou la tuberculisation dans le cas d'ostéo-périostite d'emblée.

Je vous rappellerai en terminant, Messieurs, que les abcès périostiques et ossifluents comportent tous une même complication, qui est leur ouverture dans la cavité pleurale ou, s'il y a des adhérences, dans le parenchyme pulmonaire.

Le traitement doit s'adresser avant tout à l'état général. Le traitement local n'est pas le même dans tous les cas. L'abcès froid du tissu cellulaire réclame la ponction ou l'ouverture large, le drainage et les injections de teinture d'Iode. Ce traitement est aussi le meilleur à diriger contre les abcès périostiques sus ou sous-costaux : il peut enrayer le mal et prévenir l'érosion de l'os. Au contraire, il devient insuffisant dans les cas où la lésion osseuse est primitive : l'intervention chirurgicale devient alors souvent nécessaire.

SIXIÈME LEÇON

De l'Othématôme.

Messieurs,

Je viens de vous montrer dans les salles un homme qui présente une affection du pavillon de l'oreille peu commune et sur laquelle je veux appeler un moment votre attention. Notre malade est âgé de 51 ans ; il exerce la profession pénible de charron, et il a certainement des habitudes d'alcoolisme. Il ne se souvient pas d'avoir subi à aucun moment la moindre contusion au niveau du point qui est le siége de l'affection qui nous occupe. Il y a un mois environ, il a senti à la partie supérieure du pavillon de son oreille droite une petite tuméfaction circonscrite. Au même point il ressentait quelques douleurs spontanées. Depuis, le développement a été graduel, et c'est par le volume qu'a pris cette production, plutôt que par la douleur, qu'il est assez incommodé pour avoir besoin de notre intervention.

En effet, actuellement, toute la surface bordée par l hélix ainsi que la cavité scaphoïdienne de l'anthélix sont occupées par une tuméfaction formant saillie de près d'un centimètre, régulière et uniformément plane. La peau, à ce niveau. est d'un rouge sombre. Cette teinte se rapproche un peu de celle de l'érysipèle ; ceci explique le nom d'érysipèle de l'oreille donné par quelques auteurs à l'affection que vous avez sous les yeux. Sur les limites de la tuméfaction, on sent une induration assez prononcée, tandis qu'au centre, la petite tumeur est manifestement fluctuante. L'état des téguments qui ne présentent ni chaleur, ni douleur, indique bien nettement qu'il ne s'agit pas d'une lésion inflammatoire et que la collection liquide n'est pas formée par du pus. Sans discuter plus longuement le diagnostic, je vous dirai de suite que cette tumeur est constituée par un épanchement sanguin et que nous avons affaire à cette affection singulière désignée sous le nom d'*hématocèle*, d'*hématome de l'oreille*, ou bien, en un seul mot, d'*othématôme*. — Vous la rencontrerez surtout chez les aliénés et en particulier dans cette variété d'aliénation qui s'accompagne de phénomènes de paralysie, dans la démence paralytique. Cependant, on l'observe aussi, quoique plus rarement, chez des individus sains d'esprit, et notre malade en est un exemple.

Dans l'othématôme, l'épanchement sanguin se fait entre le cartilage de la conque auriculaire et son périchondre, de même que dans le céphalématome, l'épanchement a lieu entre les os du crâne et leur membrane périostique. Vous verrez que l'analogie entre les deux affections peut être poussée plus loin. La cavité de l'othématôme est limitée par une poche que forment, en dehors le périchondre et la peau épaissie, le cartilage en dedans. Ce dernier, ainsi dénudé, est le plus souvent altéré, ramolli : dans un grand nombre de cas, des lamelles superficielles sont détachées du cartilage sous-jacent et restent adhérentes au périchondre. De même dans le céphalématôme, il n'est pas rare de voir le périoste épaissi présenter à sa face profonde de petites lamelles osseuses.

La connaissance de ces lésions anatomiques du périchondre et du cartilage dans l'othématôme nous seront d'un grand secours pour expliquer la pathogénie de cette affection. Cette pathogénie a été diversement interprétée. Suivant les uns, l'hématôme du pavillon de l'oreille serait toujours le résultat de violences extérieures, coups, tiraillements, froissements du pavillon, que ces violences aient été exercées par le malade lui-même, ou par d'autres personnes, c'est-à-dire par les gens qui sont chargés du soin des aliénés. D'une part l'othématôme peut s'observer chez des individus absolument sains d'esprit. Jarjavay avait déjà signalé l'existence de la maladie chez les lutteurs et les boxeurs. Depuis lors, de nouvelles observations ont été rapportées.

D'autre part, on possède aujourd'hui des faits incontestables qui démontrent que l'hématocèle du pavillon de l'oreille peut s'observer chez des aliénés, sans que ceux-ci aient subi la moindre violence. Force est donc d'admettre que, dans ce cas, l'hémorrhagie s'est produite spontanément ou sous l'influence d'une cause locale très-légère et en vertu d'une altération préexistante. M. Brown Séquard, en communiquant en 1869 à l'Académie de médecine les résultats de ses expériences sur la section des corps restiformes, chez deux Cobayes, a signalé l'apparition de tumeurs sanguines développées spontanément dans les pavillons des oreilles, et je tiens de l'éminent physiologiste, que le même fait s'est reproduit dans toutes ses expériences. On peut donc admettre que, sous l'influence d'une lésion nerveuse centrale, il se produit du côté de l'oreille externe un trouble circulatoire et nutritif, entraînant dans la structure du cartilage et du périchondre des altérations qui prédisposent aux hémorrhagies spontanées.

En est-il de même pour l'othématôme qui survient en dehors de l'aliénation? Cela est fort probable. Cette affection, comme c'est le cas de notre malade, peut se développer en l'absence d'une contusion suffisante ou d'un froissement assez énergique pour expliquer la formation d'un épanchement sanguin, décollant le périchondre. Cet arrachement impliquerait un traumatisme relativement considérable. Il est donc vraisemblable que des altérations anatomiques préexistantes ont favorisé la production de l'hémorrhagie. Ce qui tend bien à le prouver, c'est que l'othématôme a été observé, comme nous l'avons dit, chez des lutteurs, des boxeurs de profession; on le rencontre encore chez des individus soumis à des froissements, à des contusions fréquentes des oreilles, chez lesquels les violents efforts déterminent une congestion habituelle de l'extrémité céphalique. C'est précisément le cas de notre malade, qui exerce le rude métier de charron, qui est exposé à des froissements répétés des oreilles, et surtout est obligé pour son travail de faire de grands efforts musculaires. Joignez à cela que ces individus travaillent en plein air, sont exposés à toutes les intempéries des saisons, et enfin qu'ils sont souvent alcooliques, et vous comprendrez que toutes ces causes réunies doivent entretenir du côté des oreilles une sorte de congestion chronique qui peut aboutir à une altération profonde de la nutrition du cartilage et du périchondre. Dans ces conditions, la plus légère violence extérieure, une congestion plus intense sous l'action d'un violent effort, peuvent suffire pour amener le décollement du périchondre et l'épanchement sanguin.

Comme vous le voyez, Messieurs, je considère que l'hématôme du pavillon de l'oreille est toujours consécutif à une lésion primitive du cartilage et du périchondre, de même que l'on admet à peu près généralement aujourd'hui que le céphalématome est dû à une altération primitive des os et du pericrâne.

L'othématôme se présente ordinairement avec les caractères que vous trouvez chez notre malade. Dans les cas où on l'a confondu avec un érysipèle du pavillon de l'oreille, il s'agissait d'othématômes survenus brusquement. Il peut y avoir alors un certain degré de rougeur inflammatoire des téguments, et leur distension rapide explique la douleur. Quelquefois même il y a une légère augmentation de la température locale. D'autres fois, la tumeur se développe lentement, la peau conserve à peu près sa coloration normale, et s'il y a quelque induration sur les limites de la cavité, le centre en est nettement fluctuant.

La suppuration peut avoir lieu, changeant la nature du contenu. Celui-ci est ordinairement un liquide séro-sanguinolent contenant quelques caillots. Les parois de ce petit kyste peuvent s'ouvrir après s'être amincies progressivement et sans suppuration. Le liquide, dans ces cas, s'écoule au dehors et la tumeur s'affaisse. Généralement le liquide se reproduit et la tumeur peut ainsi se vider plusieurs fois de suite. Finalement, d'ordinaire, la maladie se termine par la résolution et la résorption spontanées du liquide.

Mais, quel que soit le mode de la guérison, vous devez savoir qu'il en résulte toujours une certaine déformation du pavillon de l'oreille, résultat de l'altération profonde du cartilage, qui est plus ou moins ramolli, et qui souvent a subi des pertes de substance. La guérison s'accompagne donc toujours d'une rétraction des parties molles et cartilagineuses, le pavillon se déforme, s'enroule sur lui-même et est parfois réduit à une sorte de moignon irrégulier. Chez notre malade nous aurons à suivre cette déformation (1).

On pourrait sans inconvénient abandonner la maladie à elle-même. Je préfère, à l'incision large conseillée par quelques auteurs, la simple ponction évacuatrice, sans chercher à provoquer l'inflammation suppurative. Nous éviterons peut-être ainsi une rétraction aussi prononcée.

— La ponction est pratiquée avec la pointe d'un bistouri. Il s'échappe environ une cuillerée à café d'un liquide séro-sanguinolent ne contenant pas de caillots. Le malade est pansé à plat, et avec de la ouate et une bande on exerce un certain degré de compression.

---

(1) Les jours suivants la déformation se prononce avec un peu de reproduction du liquide.

SEPTIÈME LEÇON

Considérations sur l'étiologie, le début symptomatique et le traitement de certaines variétés de rétrécissements de l'urèthre.

Messieurs,

Trois malades atteints de rétrécissement de l'urèthre se trouvent actuellement dans nos salles et nous fournissent l'occasion d'étudier comparativement trois types différents d'une même affection. Ces trois malades ont entre eux de commun leur âge : tous trois ont atteint la période moyenne de la vie qui est aussi l'époque où se prononcent d'ordinaire les troubles liés au rétrécissement de l'urèthre; ils sont âgés l'un de 43 ans, l'autre de 46, le dernier de 48 ans.

Le plus âgé et le plus jeune ont à peu près la même histoire; l'un est couché au n° 36, l'autre au n° 46 de la même salle. Il y a 15 ans le premier tombait à califourchon sur une solive étroite et résistante; le second a subi le même accident il y a 20 ans, mais plus grave, puisque la chute fut pour lui de la hauteur d'un mètre environ, tandis que l'autre n'était tombé que de sa propre hauteur. Dans les deux cas, vous le concevez, les désordres produits ont été identiques : la violente contusion du périnée et du scrotum s'est traduite par des troubles momentanés de la miction et par un pissement de sang témoignant d'une lésion de l'urèthre. Cette blessure n'a pas exigé sur le moment d'intervention chirurgicale : les effets en ont été tardifs.

Au sujet du 3ᵉ malade, couché au n° 64 et âgé de 46 ans, nous n'avons pu obtenir une égale précision dans les données commémoratives. Le malade affirme n'avoir subi aucun traumatisme. Or, vous savez, Messieurs, que cette cause mise de côté, l'uréthrite est le point de départ le plus habituel des rétrécissements. Dans le cas où l'inflammation, dépassant ses limites ordinaires, se propage au tissu sousmuqueux, cette couche profonde ne tarde pas à subir une série de modifications dont le terme est la rétraction : mais le malade affirme n'avoir jamais eu la moindre affection des voies génito-urinaires, et l'étiologie demeurerait donc forcément obscure s'il n'était permis de suspecter l'exactitude de ces renseignements. Vous devez, en effet, vous rappeler que la recherche de l'étiologie dans les affections des voies urinaires présente souvent des difficultés : ici plus peut-être que partout ailleurs, les renseignements fournis par les malades doivent être contrôlés et rectifiés souvent.

Les trois malades exposent nettement, en revanche, l'évolution des troubles fonctionnels qui les forcent à réclamer nos soins : cette évolution a pris pour chacun d'eux une physionomie particulière. Le début a été pour ainsi dire normal chez le n° 34 : assez longtemps après le traumatisme, cet homme éprouva une difficulté croissante dans l'accomplissement de la miction. Le jet de l'urine devenait déjà plus mince, lent à venir ; la force d'expulsion diminuait visiblement et l'acte en était rendu pénible. Pendant 15 ans, à dater du jour de l'accident, notre homme a pu s'accommoder de ces inconvénients : l'année dernière seulement les troubles fonctionnels ont pris un caractère véritablement inquiétant. Un certain jour qu'un excès de fatigue ou de tout autre genre avait aggravé le mal, il se trouva dans l'impossibilité absolue d'uriner.

Il resta dans cet état pendant 4 heures environ, au bout desquelles la miction redevenant possible, sous l'influence du repos sans doute, le malade passa outre sans se préoccuper autrement. Le mois suivant, le même accident vint l'avertir, tout se passa de même. Pour la troisième fois au mois de février dernier et enfin, pendant les fêtes de Pâques pour la quatrième fois, la rétention revint, plus persistante cette fois. Il dut recourir à un médecin qui fit inutilement quelques tentatives de cathétérisme pour remédier à l'insuffisance de l'évacuation vésicale : c'est dans ces conditions que le malade nous est arrivé, après plusieurs jours.

La plupart des malades atteints de rétrécissement vous feront, Messieurs, un récit pareil : à une époque plus ou moins reculée ils ont éprouvé quelques difficultés à émettre l'urine ; la fréquence des besoins, leur satisfaction incomplète et lente les ont surtout frappés, jusqu'au moment où la miction devenant de plus en plus difficile, ils viennent se faire traiter. Que le rétrécissement reconnaisse pour cause un traumatisme local ou une uréthrite, le récit différera peu.

Le malade couché au n° 64 nie ces deux antécédents : son histoire s'écarte de la précédente à plus d'un autre point de vue.

Cet homme raconte qu'il y a 10 ans, ayant bu un soir plus que de raison, il se réveilla le lendemain inondé d'urine : il s'agissait là d'une incontinence nocturne et *alcoolique* d'urine ; les excès de boissons ont, vous le savez, une influence considérable sur la fonction urinaire. Depuis cette époque, à de longs intervalles, le même accident se reproduisit, chaque fois pendant le sommeil et problablement chaque fois sous la même influence. Le malade s'en inquiéta peu. Cependant il y a trois ans, l'écoulement involontaire le surprit au milieu de la journée, pendant son travail ; il en tint d'abord peu de compte, mais il devait être rapidement contraint à se faire soigner. En l'interrogeant avec soin, nous avons appris de lui que dans l'intervalle des retours de l'incontinence, la miction n'est plus normale depuis longtemps : le jet est mince et court. Souvent le malade urine goutte à goutte : il ne s'était pourtant inquiété que de l'incontinence. Ce dernier accident appartient rarement au rétrécissement uréthral: l'incontinence apparaissant comme symptôme principal doit plutôt faire songer à une affection de la prostate dans la majorité des cas. Il s'agit bien entendu alors d'incontinence par regorgement.

Duplay.   4

Il est cependant une variété d'incontinence qui accompagne souvent les rétrécissements de l'urèthre et qui s'explique aisément. En arrière du point coarcté, la distension du canal par l'arrêt brusque du jet produit à la longue une sorte de poche qui se vide par filtration, sous l'influence de la pesanteur, après que la contraction vésicale a chassé la plus grande partie de l'urine et que la miction parait achevée. Le contenu de cette poche s'écoule en définitive dans les vêtements. Il ne s'agit pas de cela chez notre malade, nous avons affaire chez lui *à une incontinence vraie*, j'ai eu déjà l'occasion, l'année dernière, d'observer cette variété dans les mêmes circonstances, et je ne suis pas éloigné de croire que l'incontinence qui accompagne ainsi un rétrécissement ancien relève d'un état particulier de la contractilité du sphincter vésical.

Le troisième de nos malades, le plus âgé (n° 46) n'a pas, à beaucoup près, les mêmes antécédents pathologiques. Le début a été chez lui, au contraire, insidieux et les accidents ont pris dès leur première apparition un caractère de gravité exceptionnelle. Après une chute sur le périnée qui date de 20 ans déjà, le malade était resté pendant 12 ans, sans souffrir du plus petit accident du côté des voies urinaires, lorsqu'il fut brusquement surpris, sans cause occasionnelle connue de lui. C'est il y a 8 ans ; un certain jour l'émission de l'urine fut supprimée ; le malade avait la fièvre, il souffrait du bas-ventre. En peu de temps il vit les téguments de ses bourses rougir, se tuméfier, s'ulcérer : il dut entrer immédiatement dans le service de M. Voillemier, à Lariboisière. Une incision profonde fut pratiquée pour remédier à cette infiltration d'urine ; plus tard on en combattit la cause. Le rétrécissement fut traité par la dilatation et le malade quitta l'hôpital dans un état satisfaisant. Cependant il lui restait encore une petite fistule dont l'orifice, situé à la racine de la verge, donna pendant quelque temps un écoulement d'urine, puis finit par s'oblitérer. Le malade put dès lors se considérer comme guéri ; les accidents attendirent pour se renouveler, jusqu'au mois de janvier de cette année.

Il y a 4 mois en effet, sans que le cours de l'urine fût supprimé, le malade vit se former de chaque côté de la racine de la verge un abcès qui s'ouvrit. Le foyer contenait de l'urine avec le pus ; l'orifice est resté fistuleux, et laisse depuis ce temps écouler de l'urine. Le malade a d'abord essayé de se soigner chez lui, mais il y a 15 jours une nouvelle poussée inflammatoire amena la formation d'un troisième abcès dont le siége est sur la ligne médiane du scrotum, à peu de distance des deux autres. Cette collection s'est ouverte spontanément, en sorte que le malade présente actuellement trois fistules urinaires.

Ici encore, Messieurs, le traumatisme a été suivi d'un rétrécissement graduel que le malade a longtemps ignoré : le premier symptôme, en quelque sorte, a été un accident grave. Cette *infiltration d'urine* mérite l'attention à plus d'un titre. Un fait qu'il m'a été donné d'observer le prouve bien. L'infiltration était à la vérité moins prononcée, moins évidente par suite. Le malade affirmait n'avoir jamais éprouvé la moindre difficulté à uriner. Lorsqu'il me fut adressé, il portait au scrotum une ulcération gangrèneuse qui avait été prise pour « un cancer ». Il s'agissait évidemment d'une mortification dont la cause ne pouvait être que l'invasion du tissu cellulaire par l'urine. L'examen direct de l'urèthre me le prouva d'ailleurs. Il s'agissait d'un rétrécissement compliqué de rupture de l'urèthre en amont de l'obstacle.

Certainement de pareils faits sont exceptionnels. Le plus souvent les malades chez lesquels on trouve l'infiltration d'urine accusent les troubles caractéristiques du rétrécissement et les font remonter à une époque plus ou moins reculée; notre premier malade (nº 36) est du nombre. Je tenais cependant à vous prémunir contre une erreur facile à commettre lorsqu'on se trouve en présence de ces accidents graves d'emblée.

Je n'ai pas l'intention, Messieurs, de vous retracer ici l'histoire de l'infiltration urineuse qui succède à la rupture de l'urèthre en arrière du rétrécissement. Après avoir déterminé chez notre malade, une gangrène étendue du scrotum, elle a provoqué des modifications de structure importantes. Ces parties sont indurées profondément jusqu'à l'urèthre, déformées ; la verge est rétractée vers le scrotum. Il existe de plus des fistules urinaires au nombre de trois, deux sont situées à droite et à gauche au niveau du repli qui sépare le scrotum de la racine de la verge, une troisième, située à la partie inférieure de la verge, entre les deux autres, plus récente n'était qu'un pertuis lors de l'entrée du malade : J'ai dû par une incision agrandir cet orifice ; il s'en est écoulé de suite du pus mélangé d'urine. A l'heure actuelle, il s'écoule au moins autant d'urine par ces fistules que par le méat.

Vous le voyez, Messieurs, trois séries d'accidents dissemblables : *l'incontinence d'urine dans un cas, l'infiltration subite dans un autre*, et une seule fois, *la difficulté progressive de la miction suivie de rétention d'urine*, nous ont conduit trois fois au même diagnostic. Cependant, nous ne pouvions l'affirmer, qu'après un examen direct de l'urèthre. Je vous engage à employer pour cet examen, la bougie à boule, dont vous m'avez vu me servir, flexible et terminée par un renflement conique. Ce renflement a pour avantage de heurter au passage, par sa pointe, le rétrécissement et de le heurter encore par son talon au retour, dans le cas où l'on a pu franchir la portion rétrécie, c'est-à-dire qu'il permet de reconnaître, non-seulement le siége, mais encore l'étendue de l'altération. Nous l'avons trouvée chez deux de nos malades au milieu de la portion spongieuse, à 8 centimètres du méat (n° 64, incontinence, n° 46, fistules). Chez le troisième (n° 36 ret. — traumat.) elle siége à 13 c. 1/2, c'est-à-dire à la fin de la portion spongieuse, bien près de la musculeuse, dans le point où se trouve le plus grand nombre des rétrécissements.

Le traitement sera-t-il le même dans ces trois cas ? L'état de celui de nos malades qui a de l'infiltration d'urine et des trajets fistuleux, réclamera probablement une intervention spéciale, en rapport avec la complexité des accidents. Chez les deux autres malades, au contraire, on peut espérer réussir à l'aide de moyens simples, qui échoueraient

peut-être chez le premier. Cependant, et j'insiste à vous
le dire, il ne faut jamais aborder le traitement d'un rétrécissement uréthral , quels que soient les accidents particuliers, la variété, le mode de début, autrement que par le
plus inoffensif des procédés, par la dilatation. Serait-elle
destinée à rester sans résultats, cette tentative devrait encore et dans tous les cas, être répétée.

Déjà nous avons pu passer, chez le malade couché au
n° 64 (début par incontinence) une bougie n° 4 : ce résultat
est précieux, il nous permettra d'essayer la dilatation
permanente à laquelle je ne vois, dans le cas particulier,
aucune contre-indication. La bougie a été fixée à demeure :
elle ne distend pas le canal, l'urine s'écoule entre elle et la
paroi. Pourtant, certaines conditions particulières obli-
gent, dans certains cas, à remplacer cette méthode de dilatation permanente, par celle de la dilatation temporaire et
progressive ; dans ce cas, on ne laisse en place les bougies que pendant un quart d'heure environ, une heure au
plus. De toute façon notre malade est donc dès à présent en
excellente voie d'amélioration, et nous avions d'ailleurs
presque le droit d'y compter.

Pour le malade du n° 36, les conditions sont tout autres,
et l'origine traumatique du rétrécissement pouvait faire
prévoir les difficultés que nous avons rencontrées : vous
m'avez vu répéter pendant près d'un quart d'heure des
tentatives infructueuses de cathétérisme. Dans ce cas, il
devient nécessaire d'employer une série de manœuvres spéciales ; on cherche à franchir le rétrécissement, en mettant
le malade dans des positions diverses, en lui recommandant d'uriner, on dirige la verge en haut, sur les côtés,
etc. On doit également varier la forme et la nature des
instruments que l'on emploie, leur imprimer différentes
courbures, etc.

Enfin, on peut avoir recours, dans les cas difficiles, aux
fines bougies de baleine, instruments délicats à manier, en
raison des fausses routes que l'on peut créer dans le canal.
Je vous conseillerai, enfin, Messieurs, d'avoir recours au
procédé qu'employait Chassaignac dans les cas semblables,

et dont j'ai souvent constaté l'efficacité : il consiste à introduire dans l'urèthre plusieurs bougies fines à la fois. Si
la première a butté contre l'obstacle qui oblitère une partie de la lumière du canal, une seconde aura d'autant plus
de chances de rencontrer l'orifice ; on en introduit quelquefois davantage. J'ai multiplié les tentatives et j'ai
réussi enfin à passer une bougie de baleine qui a été fixée
immédiatement : le malade est dès à présent dans les mêmes conditions que le précédent (n° 64). Dans quelques
jours il sera certainement possible d'introduire une bougie
de plus fort calibre, d'après la méthode de la dilatation
permanente et progressive, qui est également applicable
dans l'un et l'autre cas.

Il en est bien autrement, Messieurs, du malade qui porte
actuellement trois fistules urinaires (n° 46) ; chez lui, nulle
difficulté à introduire la bougie lors de son entrée ; mais
en revanche il y aurait eu danger à agir ici comme dans
les deux cas précédents. Cet homme est plus âgé que les
deux autres (48 ans), son état général était peu satisfaisant : aussi me suis-je borné dans le premier moment à
donner au pus de son abcès urineux une issue plus large.
Nous avons attendu huit jours, écoulés maintenant, avant
de songer au traitement du rétrécissement et des fistules :
le malade urinait, tant par ces fistules que par le méat, il
n'y avait donc pas ici la même indication pressante que
tout-à-l'heure chez l'autre malade.

En vertu du même principe, chez lui aussi nous commen-
cerons par essayer la dilatation simple, bien que dans ma
conviction ce mode de traitement ait peu de chances d'être
suffisant ici. Vous m'avez vu ce matin chercher à passer
une bougie fine et ne pouvoir y parvenir, bien que le rétrécissement ait été, il y a huit jours, facilement franchi.
Je n'ai pas insisté ; le malade accusait un peu de douleur
indiquant une poussée inflammatoire et un certain degré
de tuméfaction des parois du canal. Une fois ces accidents
dissipés, si nous parvenons à dilater le rétrécissement,
nous pouvons espérer à la rigueur qu'une sonde mise à
demeure, empêchant l'écoulement par les fistules, permet-

tra l'oblitération de leur trajet. Toutefois nous ne sommes pas en droit d'y compter beaucoup, il est à craindre que le rétrécissement soit rebelle à la dilatation, en vertu de son origine traumatique et des accidents qui le compliquent. S'il en est ainsi, nous aurons recours à d'autres procédés. Il y a un mois, nous nous sommes trouvés dans des conditions analogues, devant un rétrécissement qui résistait à la dilatation lente, et j'ai pratiqué la divulsion brusque avec l'instrument de M. Voillemier. Cette divulsion est à proprement parler un éclatement du canal, obtenu à l'aide d'un mandrin volumineux que l'on remplace immédiatement par une sonde de fort calibre. Nous avons dans ce cas obtenu un bon résultat. Mais la divulsion n'en constitue pas moins pour cela une méthode exceptionnelle, au même titre que l'uréthrotomie interne.

Sans discuter ici la valeur comparative de ces deux opérations, ce qui m'entraînerait beaucoup trop loin, je me bornerai à vous dire que je préfère, personnellement, la divulsion Dans le cas qui nous occupe, j'y aurai recours si la dilatation simple est impuissante. Ce procédé sera peut-être insuffisant encore : il est possible que les fistules persistent malgré le rétablissement du calibre de l'urèthre, en dépit du passage d'une sonde volumineuse. Souvent la paroi de ces trajets est indurée, sans tendance à la cicatrisation. Le simple passage de quelques gouttes d'urine suffit d'ailleurs à l'empêcher. Il nous resterait alors à agir contre ces fistules comme on agit contre les fistules anales auxquelles nous pourrions les comparer à ce point de vue, c'est-à-dire à les inciser pour transformer en une plaie largement ouverte ces trajets anfractueux. En supposant qu'il nous soit possible de rétablir le calibre de l'urèthre et le cours de l'urine, il suffirait de faire cette incision sur une sonde cannelée, introduite de dehors en dedans par chacun des orifices fistuleux. Dans le cas où ces moyens resteraient insuffisants, nous aurions à recourir, en dernier ressort, à une opération grave : à l'urèthrotomie externe.

Nous ne le ferons pas sans justifier notre conduite, c'est-à-dire avant d'avoir épuisé les moyens progressivement violents que je viens d'énumérer devant vous. C'est seulement ainsi que l'on doit agir si l'on veut avoir fait de la bonne et saine chirurgie.

HUITIÈME LEÇON.

Des épanchements traumatiques primitifs de sérosité.

Messieurs,

Un malade vient d'entrer dans nos salles qui nous fournit un exemple frappant de l'affection dont je me propose de vous entretenir aujourd'hui. Cet homme, âgé de 56 ans, exerce la profession de charretier : il y a 12 jours environ, conduisant un haquet chargé de futailles, il perdit l'équilibre et fut renversé sur le côté de sa voiture.

Il fut assez heureux pour éviter de tomber sous la roue, et, s'aidant des mains, il·put faire un saut pour aller retomber en dehors de la roue sur le pavé. Dans cette chute oblique, il se fit une contusion de toute la région lombaire et de la région fessière du côté droit. Quelques jours après son admission dans nos salles, toutes ces parties étaient teintées par une forte ecchymose ; le malade accusait peu de douleurs, mais un examen plus attentif nous fit reconnaître une tuméfaction considérable dont les limites étaient celles de l'ecchymose. Dans toute cette large étendue, la peau était décollée, soulevée sans rénitence par une nappe liquide qui, se déplaçant au moindre mouvement du malade, au plus léger attouchement, fournissait un mouvement d'ondulation caractéristique. La fluctuation était des plus nettes dans cette vaste poche, étendue depuis les fausses côtes en haut jusqu'au grand trochanter inférieurement, recouvrant en travers toute la largeur comprise entre la crête épineuse lombaire et la verticale passant par la partie moyenne de la crête iliaque.

Cette collection s'est développée sans réaction fébrile et le malade a très-peu souffert : on ne devait donc pas songer à une collection purulente, et d'ailleurs la suppuration ne pouvait avoir eu le temps de se développer. En revanche, nous devions soupçonner tout d'abord l'existence d'un *épanchement traumatique de sang*, car, on sait que la contusion violente a pour effet de déchirer des vaisseaux sanguins dont le contenu s'infiltre ou s'épanche dans le tissu cellulaire. L'infiltration de sang constitue l'ecchymose ou le premier degré de la contusion ; l'épanchement sanguin, ou comme on l'appelle encore, la bosse sanguine, répond à un degré de contusion plus violente, à la rupture de vaisseaux plus volumineux, et constitue une poche plus ou moins vaste, remplie de sang liquide. Ces épanchements se produisent immédiatement après l'accident ou dans les premières heures qui le suivent ; plus tard, on peut suivre une série de modifications dues à ce fait que le sang épanché se comporte sous la peau comme il ferait dans un vase quelconque. La séparation du sérum et du caillot ne tarde pas à devenir manifeste. Dès lors, bien que la fluctuation persiste au centre de la poche, il se manifeste bientôt sur les bords une induration particulière due à la présence du caillot. En pressant avec une certaine force sur les limites de l'épanchement, on peut alors écraser ce caillot et percevoir la crépitation sanguine, bien facile à distinguer, comme vous savez, de la crépitation d'une fracture, et de celle de l'emphysème sous-cutané. Tel est l'*épanchement sanguin*.

Vous pouvez constater cette évolution et la présence de ces signes physiques sur un autre de nos malades. C'est un homme qui a été renversé il y a 4 jours par la chute d'un arbre qu'il abattait : il a reçu le coup sur la région lombaire. A cet endroit, il a senti se développer, dès les premiers instants qui ont suivi l'accident, une tuméfaction dont le volume a rapidement augmenté. Il s'est présenté à nous, ce matin même, portant sur la ligne médiane, derrière les vertèbres lombaires, une collection à parois rénitentes, formée d'un verre de liquide environ. Ce liquide est du sang. En effet,

nous percevons bien de la fluctuation en déprimant le
centre de la poche qui est cependant rénitente, mais les
bords sont rigides, occupés évidemment par la portion
coagulable du sang séparée du sérum sous forme de caillot. La pression, exercée à ce niveau, ne fournit pas la
crépitation amidonnée; mais il faut remarquer que le caillot est encore mou; l'épanchement n'ayant encore que
4 jours de date. S'il existe un liquide séreux dans cette
poche, c'est par suite d'une *modification secondaire* du sang
primitivement épanché. Bien différentes sont les conditions dans lesquelles se développe l'épanchement que nous
allons étudier maintenant sur le premier de nos malades.

Pendant les premiers jours, l'attention n'a été attirée que
par l'ecchymose : il a fallu quelque temps pour que la région fut notablement déformée. La peau, chez cet homme,
a été graduellement soulevée par l'accumulation lente d'un
liquide, dont il nous reste à déterminer la nature.

La variété d'épanchement que nous observons ici, n'a
pas été de tout temps distinguée du véritable épanchement
sanguin; sa description remonte seulement à 1810. Pelletan en fit le premier, alors, une mention spéciale. Peut-
être Lamotte (1655) en avait-il avant lui cité une obser-
vation. Après la description de Pelletan, Velpeau et Cloquet en ont publié plusieurs observations; et cependant,
le sujet avait été négligé par tous les auteurs classiques depuis cette époque. Un ouvrage plus récent, le *Compendium
de chirurgie pratique* (1845-1861), n'en donne lui-même
aucune description spéciale. Partout ces épanchements
étaient confondus avec les autres, sous le titre d'épanchements sanguins, lorsque parut le *Mémoire* de Morel-Lavallée, chirurgien de l'hôpital Beaujon (*Arch. gén. méd.*, 1853),
bientôt complété par de nouvelles observations du même
auteur.

Par le terme d'*épanchements traumatiques primitifs de
sérosité*, qu'il appliquait à ces épanchements, Morel-Lavallée indiqua nettement qu'il s'agissait de collections séreuses
d'emblée, bien différentes des collections sanguines coagulées et partagées en sérum libre et en caillot plus ou moins

condensé. Cet auteur a bien saisi, d'autre part, les conditions requises pour le développement de pareils épanchements : ils ne sont possibles que dans les régions où la peau glisse sur une aponévrose résistante, comme sont l'aponévrose de la région sacro-lombaire, l'aponévrose de la cuisse et celle du bras.

Lorsque ces régions subissent une violente contusion, pour peu que le coup frappe obliquement, la peau glisse sur le plan aponévrotique, au-delà des limites de son élasticité et s'en détache : une cavité plus ou moins vaste résulte du véritable arrachement de la peau. Certes, il est souvent difficile d'apprendre des malades si la contusion qu'ils ont subie, était oblique ou directe ; mais dans le cas particulier, le doute ne peut exister à cet égard : notre homme s'est élancé obliquement à terre. L'autre malade explique en revanche, par une contusion directe, le développement de la bosse sanguine que nous avons reconnue sur lui. De tous les modes de contusion oblique, celui qui produit le plus ordinairement le décollement de la peau et l'épanchement de sérosité est le passage d'une roue de voiture, qui presse obliquement les parties molles, sans traverser les membres ou le tronc.

Comme vous en pouvez juger, Messieurs, l'*épanchement traumatique primitif de sérosité* se distingue de l'épanchement sanguin par la nature du traumatisme auquel il succède et par son mode d'apparition.: la nature du liquide n'est pas moins caractéristique. Ce liquide, à la vérité, est rarement, au début, de la sérosité pure : le plus ordinairement il est moins fluide et plus foncé, semblable à un sirop brunâtre ; quelquefois à une émulsion de graisse. Dans certains cas, on l'a vu même prendre les caractères d'un liquide huileux, constituant ce que l'on a nommé les *épanchements traumatiques huileux*. Ce sont les *épanchements mixtes* de Morel Lavallée. Cette distinction entre les deux variétés d'épanchement, sanguin et séreux, n'est pas simplement théorique ; l'importance en est grande au point de vue clinique. En effet, l'épanchement sanguin tend à disparaître graduellement par résorption du sérum, et du caillot lui-même. Au contraire l'épanchement de sérosité et l'épanchement huileux ou mixte n'ont aucune tendance à disparaître, ils augmentent plutôt.

Les raisons de cette persistance sont faciles à saisir. La poche qui renferme et fournit l'épanchement séreux, constituée au début par l'aponévrose et la face profonde de la peau, ne tarde pas à subir des modifications dont la nature, il est vrai, n'est pas encore parfaitement déterminée. On constate l'organisation de ses parois en une sorte de fausse membrane grisâtre qui peut se comporter comme la paroi d'un véritable kyste et fournir des matériaux au renouvellement de l'épanchement séreux après une ou plusieurs évacuations.

On peut expliquer dans une certaine mesure le mode de sécrétion de cette cavité kystique. Vous vous rappelez, Messieurs, qu'il faut, pour la produire, une contusion oblique déchirant les adhérences profondes de la peau et du plan aponévrotique sous-jacent : les vaisseaux qui se rendent à la peau sont nécessairement allongés avant d'être déchirés, tandis qu'ils sont écrasés quand la contusion a été directe. L'écoulement sanguin dans le premier cas est presque nul parce que les vaisseaux étirés sont par cela même oblitérés. Toutefois cette oblitération des artérioles n'est pas si complète qu'elle ne permette, dans les jours qui suivent l'accident, un suintement continu de la portion liquide du sang : tel serait le mode de production de l'épanchement séreux, qui ne contient en général qu'une petite quantité de globules sanguins. Plus tard intervient un nouvel élément qui est l'organisation kystique de la poche et la formation de cette fausse membrane grisâtre, sécrétante, dont nous avons parlé.

Dans beaucoup de cas, l'épanchement séreux, mêlé à une quantité variable de sang, contient en outre de la graisse liquide. La proportion de cette graisse peut même être assez forte pour légitimer l'expression d'*épanchement huileux traumatique*, employée par certains auteurs, en particulier par M. Gosselin dans ses cliniques. La présence de cette graisse liquide n'a rien de surprenant tant qu'il n'en existe que des traces ; la déchirure du tissu cellulaire et l'écrasement des vésicules adipeuses en rendent alors un compte suffisant. Il est plus difficile de justifier par une théorie la composition des épanchements huileux purs ou presque purs. M. Gosselin suppose que cette matière grasse n'est autre que celle du sang qui passe seule par les orifices rétrécis des vaisseaux arrachés. Mais s'il en était ainsi, tous les épanchements séreux devraient contenir de la graisse liquide. Il semble plus naturel de penser que celle-ci provient des parois modifiées de la poche.

La façon dont se comporte cette poche était importante à connaître : déjà nous avons pu constater sur notre malade que la collection, loin de diminuer ou de rester stationnaire, grossit d'une façon continue. Les parois de la poche pourraient s'enflammer et fournir du pus. Vous concevez, Messieurs, quel est le danger d'une suppuration qui s'effectue sur d'aussi larges surfaces, puisque nous pouvons évaluer, dans le cas particulier, l'étendue de la poche au dixième environ de la surface cutanée. Ce danger, c'est l'imminence d'un véritable phlegmon diffus, avec ses conséquences, qui peuvent être mortelles. Il existe dans la science plusieurs cas d'épanchements séreux, terminés de cette façon par la mort. Tous les efforts du chirurgien doivent donc tendre à prévenir l'inflammation suppurative.

L'épanchement est-il de petit volume, on peut sans doute le laisser d'abord à lui-même, en recommandant le repos et certaines applications résolutives aidées par la compression. Les vésicatoires peuvent rendre des services et activer la résorption, sur laquelle il ne faut toutefois pas compter d'une façon absolue. A plus forte raison n'y faut-il pas songer en présence des grands épanchements. Le liquide augmente au contraire d'abondance, et l'obligation s'impose toujours de lui donner une issue par les moyens dont le chirurgien dispose. L'incision de la poche doit être avant tout formellement rejetée, car elle rend inévitable la suppuration. Un moyen plus simple, exempt de dangers, est la ponction aspiratrice, qui est préférable à la ponction simple au trocart, autrefois employée. Quelle que soit la méthode de ponction, il faut avoir soin de ne pas vider entièrement la poche et de ne pas provoquer son affaissement complet, en exerçant des pressions à la surface. Dans le plus grand nombre des cas, on n'a pas plus tôt enlevé le liquide, qu'il s'en reproduit une nouvelle quantité, moins forte en général que la première. On devra dans ce cas, renouveler l'opération, chaque fois que la poche se remplit. Les bords se rapprochent un peu à la suite de chaque ponction, et l'oblitération complète est obtenue à la longue.

Malgré ce traitement, la collection séreuse peut se maintenir, comme dans l'hydrocèle, quand on se borne à la ponctionner : le traitement sera le même dans les deux cas. Il est indiqué alors de modifier l'état de vitalité des parois kystiques au moyen d'injections irritantes (teinture d'iode, etc). Si, à la suite de ce traitement, la suppuration survenait, on devrait lui donner une issue facile, par de larges incisions ou par le drainage.

NEUVIÈME LEÇON.

Syphylôme ano-rectal. — Rétrécissement du rectum — Diagnostic. — Pathogénie. — Traitement.

Messieurs,

Une de nos malades nous fournit en ce moment l'occasion d'étudier une affection qui me paraît intéressante, surtout en raison de la période à laquelle il nous est donné de l'observer. Il s'agit d'une femme de 32 ans, vigoureuse, habituellement bien portante, qui a contracté la syphilis il y a 7 ans. L'infection constitutionnelle est indubitable, la malade a présenté l'éruption caractéristique, puis des plaques muqueuses à la vulve ; ses cheveux sont tombés. Elle suivit d'ailleurs à cette époque un traitement spécifique dans le service de M. Lailler. Au bout de 6 semaines environ elle sortit débarrassée complétement de ces premières manifestations.

Je tiens à vous faire remarquer dès à présent qu'elle n'a jamais eu de plaques muqueuses à l'anus, bien que cette localisation soit fréquente, chez les femmes surtout.

Aucun nouvel accident ne s'était produit depuis cette époque, lorsqu'il y a deux ans et demi environ, elle eut à se plaindre de quelques troubles de la défécation. La constipation devint permanente, et la malade remarqua bientôt du sang dans ses garde-robes. La gêne fonctionnelle du début ne tarda pas à augmenter et à s'accompagner de quelques douleurs en dehors même de l'acte de la défécation ; à mesure que la constipation se prononçait davantage, la malade remarquait son impuissance à retenir un liquide fétide, de couleur jaunâtre. Cet écoulement, évidemment constitué par une sécrétion morbide de l'intestin, témoigne de l'abolition, dès cette époque, de la contractilité du sphincter anal. Il a persisté jusqu'ici, et il se produit sous forme de fusées, au dire de la malade, sans qu'elle puisse en aucune façon l'éviter. Cependant l'état général s'est maintenu excellent, la menstruation est régulière, la malade n'est nullement amaigrie.

Constipation persistante, douleurs rectales, saignement lors de la défécation et enfin écoulement involontaire d'un liquide muco-purulent, tels sont, Messieurs, les symptômes principaux dont l'ensemble permet d'affirmer l'existence d'une lésion du rectum et, pour être plus précis, l'existence d'un rétrécissement de ce conduit. La conservation parfaite de la santé malgré cette affection, dont la date est ancienne déjà, semble indiquer de suite qu'il ne s'agit pas d'une production cancéreuse. Mais il ne faudrait pas s'empresser de conclure, et en pareil cas, il est indispensable de procéder à un examen direct au moyen du toucher rectal.

A l'état normal, une fois la résistance du sphincter vaincue, le doigt pénètre et manœuvre librement dans l'ampoule rectale dont vous connaissez les dimensions et la faculté de distension. Chez notre malade au contraire, le doigt reste partout à l'étroit et serré entre les parois d'une sorte de canal cylindrique, rigide, qui se prolonge aussi loin que l'on puisse atteindre, c'est-à-dire à 7 ou 8 centimètres de l'orifice anal. Dans toute cette étendue, les parois présentent, au lieu de leur souplesse et de leur laxité naturelles, une consistance analogue à celle d'un tissu fibreux épais et induré. On arrive, chez la femme, à une exacte appréciation de cet état par la combinaison du toucher rectal et du toucher vaginal. De cette manière, en effet, on peut tenir entre deux doigts la cloison recto-vaginale et se rendre compte des modifications qu'elle a subies. Chez notre malade nous avons ainsi reconnu que cette portion de la paroi rectale est épaissie, indurée et légèrement douloureuse.

Toute la circonférence de l'intestin présente les mêmes caractères et nous avons vu que l'altération se prolonge dans une étendue de 7 centimètres au moins. Notez, Messieurs, qu'il n'existe en aucun point trace d'ulcération ni de bride cicatricielle. Cependant on constate une déformation assez caractéristique du revêtement muqueux de l'intestin à ce niveau. Sur toute la hauteur des parties coarctées, on peut sentir des colonnes verticales à peu près parallèles et partant de l'anus. Un certain nombre de renflements mamelonnés, en forme de gros bourgeons, font saillie sous la muqueuse dans l'intervalle de ces colonnes. Je dois vous dire de suite que cette disposition constitue un caractère presque pathognomonique de la variété de retrécissement rectal dont notre malade est atteinte. Quelle est cette variété ?

Je vous rappellerai tout d'abord, Messieurs, que les coarctations rectales peuvent survenir à la suite de traumatismes divers ou consécutivement à la dysentérie ; il en est aussi de cancéreuses et de syphilitiques. Les traumatismes qui atteignent le rectum proviennent de chutes, de contusions directes ou de plaies par armes à feu. Nous laisserons de côté, pour le moment, certains traumatismes, volontaires, particuliers à la région, et dont je me réserve de vous parler dans un instant. Quant aux traumatismes accidentels, s'ils donnent lieu à une coarctation rectale consécutive, ils sont toujours accusés par les malades et l'on peut ainsi faire remonter l'affection à sa cause véritable. D'ailleurs le genre de lésion qui en résulte revêt des caractères spéciaux. Dans ces cas on trouve en un point quelconque assez limité du rectum une bride saillante, quelquefois en forme de valvule. Il est rare que toute la circonférence de l'intestin soit comprise dans la rétraction cicatricielle. Ces retrécissements du reste ont toujours peu d'étendue en hauteur, sauf lorsque la bride est verticale et linéaire.

De même à la suite de la dysentérie. La lésion anatomique de cette affection est constituée par des ulcérations disséminées quelquefois sur toute l'étendue du gros intestin et qui ne peuvent se cicatriser sans produire une rétraction des parois à leur niveau. Dans ces cas les malades se souviennent toujours de la maladie qui a précédé les accidents de sténose intestinale. Ils ont eu des coliques accompagnées de diarrhée, de ténesme et d'écoulement sanguin.

Le caractère des selles dysentériques et des douleurs surtout n'est pas facilement oublié par eux, et le chirurgien en est averti. Rien de semblable dans le cas qui nous occupe. D'ailleurs la disposition et surtout le siége du rétrécissement d'origine dysentérique diffèrent de ce que nous observons ici. Les lésions de la dysentérie se trouvent le plus souvent sur le côlon et à l'S iliaque ; et lorsque le rectum est atteint, le rétrécissement se prolonge souvent très-haut et remonte dans l'S iliaque.

Dans le rétrécissement rectal de nature cancéreuse, on peut voir, comme chez notre malade, l'affection débuter d'une façon insidieuse, c'est là un point commun. Mais les caractères objectifs ne sont pas ceux que nous observons ici. Chez notre malade, en effet, la coarctation s'étend sur une longueur de 7 à 8 centimètres sans interruption de continuité et sur toute la circonférence de l'intestin. Or, le cancer du rectum n'occupe jamais une étendue pareille et, s'il arrive à envahir de proche en proche toute la circonférence de l'intestin à un niveau donné, ce n'est qu'après avoir débuté sur un point limité de la muqueuse, car il s'agit ici le plus ordinairement de tumeurs épithéliales.

Lorsque l'épithélioma figure ainsi un anneau complet, il constitue déjà d'ordinaire une masse ulcérée. L'ulcération survient en effet d'assez bonne heure sur les tumeurs épithéliales, tandis que nous avons constaté par le toucher, vous vous le rappelez sans doute, une intégrité parfaite de la muqueuse. D'autre part, l'état général de notre malade exclut absolument l'idée d'une diathèse cancéreuse assez avancée pour avoir eu le temps de produire les désordres locaux constatés tout à l'heure.

Vous le voyez, Messieurs, cette élimination successive nous laisse en présence de l'hypothèse d'un rétrécissement syphilitique. Or notre malade est syphilitique, vous le savez déjà ; aussi la discussion que nous venons de faire pourrait paraître inutile, si la recherche de la diathèse était la condition principale d'un diagnostic en pareille matière. Loin de là, le diagnostic des affections de cette nature doit vous être familier sans qu'il vous soit besoin d'avoir à tenir compte des antécédents avou 's par les malades. Quand il s'agit de syphilis, les renseignements sont difficiles à obtenir exacts. Il est bon de ne pas compter sur eux pour s'éclairer. Dans le cas particulier, j'ai voulu vous montrer que les caractères objectifs de la lésion en elle-même permettent, en dehors de tout commémoratif, d'affirmer son origine syphilitique.

Presque tous les auteurs, Messieurs, s'accordent pour admettre l'existence d'un rétrécissement dit syphilitique du rectum, mais pour quelques-uns ce rétrécissement bien que d'origine vénérienne, n'est pas syphilitique. Je m'explique. D'après leur interprétation, la coarctation ne peut reconnaître que trois origines dont aucune n'est syphilitique : la blennorrhagie rectale, les chancres mous phagédéniques propagés à la muqueuse, et enfin les désordres traumatiques résultant d'habitudes pédérastiques. C'est là ne pas vouloir tenir compte des exemples bien avérés, et le nôtre est de ceux-là, de rétrécissements survenus sans cause occasionnelle, chez des individus syphilitiques.

Bien au contraire, on ne doit reconnaître comme cause de coarctation ni la blennorrhagie rectale, ni les violences dont nous avons parlé. Les médecins qui ont pu le mieux observer un grand nombre d'individus livrés à ces influences, et je dois citer, en particulier, M. Fournier, n'ont jamais vu le rétrécissement rectal en être la conséquence ; il en résulte bien plutôt une dilatation qui s'explique de reste. L'existence du rétrécissement syphilitique est donc établie et doit être acceptée, mais les opinions diffèrent au point de vue de l'interprétation pathogénique M. Gosselin a le mérite d'avoir formulé le premier une théorie pour expliquer le processus dont résulte la coarctation rectale chez les syphilitiques. Dans un mémoire publié en 1854 (*Arch. gén. de médecine*), il retraçait alors très-complétement les caractères cliniques de cette affection à peine décrite avant lui.

Au point de vue de la pathogénie, les idées de M. Gosselin étaient les suivantes, et je cite textuellement: « Pour

» moi, la maladie est syphilitique, mais elle n'est pas,
» comme on le croit généralement, l'expression de la dia-
» thèse syphilitique. Il s'agit là, à mon sens, d'une forme
» d'affection syphilitïque que les auteurs n'ont pas dénom-
» mée, qui n'est ni l'accident primitif, ni l'accident consti-
» tutionnel, et qui n'est autre qu'une lésion locale ou de
» voisinage, due à une modification toute spéciale de la
» vitalité dans les tissus contaminés par le virus chan-
» creux. »

Il est évident, Messieurs, qu'on ne peut dégager de ces termes un peu vagues aucune notion exacte relativement à la nature du rétrécissement dit syphilitique du rectum.

On est arrivé depuis à une conception beaucoup plus nette, et probablement exacte, de la pathogénie de ce rétré-cissement.

A l'heure actuelle, deux théories sont en présence. Les uns, tout en admettant que le rétrécissement procède de la syphilis, ne le conçoivent que survenant par l'intermédiaire obligé d'une lésion préalable : chancre induré, gomme ou ulcération tertiaire. Ils s'appuient sur ce fait parfaitement exact que de pareilles lésions ne peuvent se réparer qu'au prix d'une rétraction fibreuse. La réparation cicatricielle d'un conduit organique en particulier entraîne toujours un étranglement plus ou moins prononcé de son calibre. Mais vous devez savoir que ces diverses manifestations sont excessivement rares sur la muqueuse rectale, puis-qu'on en cite à peine un exemple ou deux.

D'autre part, ces manifestations existeraient-elles, elles ne pourraient jamais entraîner que des rétractions par-tielles, limitées à un point du rectum, formant de simples brides ou valvules. A la rigueur ce seraient bien là des ré-trécissements, mais combien différents du rétrécissement syphilitique ordinaire comme est, par exemple, celui que nous observons en ce moment.

Chez notre malade, le conduit est transformé en une fi-lière longue de plusieurs centimètres, à parois épaissies et indurées. Dès lors, il est bien évident que ce rétrécissement syphilitique ne procède ni d'une ulcération, ni d'une simple gomme, si étendues qu'on puisse les concevoir. En résumé, ce dernier mode de production n'est pas à rejeter d'une façon absolue, mais on peut affirmer qu'il ne s'applique ni à la généralité des faits, ni à notre malade en particulier.

Pour ces raisons, la seconde des théories en présence me paraît devoir être acceptée plutôt comme l'expression de la vérité. D'après cette conception, on regarde le rétrécissement cylindrique et étendu du rectum, accompagné d'épaississement régulier et d'induration des parois, comme un accident constitutionnel ayant en quelque sorte son individualité propre. Le syphilôme ano-rectal, comme on le nomme, serait une production localisée dans les parois rectales, au même titre que l'hépatite interstitielle syphilitique résulte d'un dépôt spécifique dans le parenchyme du foie et l'orchite syphilitique d'un dépôt semblable dans l'albuginée et le parenchyme testiculaire. Il est parfaitement admis, vous le savez, que dans ces cas le tissu cellulaire, au sein des organes atteints, est envahi par une néoplasie d'origine syphilitique, procédant en quelque sorte par une infiltration graduelle, pour aboutir en définitive à la rétraction, tendance commune des tissus de cette provenance. Cette théorie, développée par M. Godebert, dans sa thèse (1873), et par notre collègue, M. Fournier, dans les leçons professées à l'hôpital de Lourcine en 1874, concorde exactement avec l'observation clinique, mais il lui manque encore la consécration de l'examen histologique, car, jusqu'à présent, les autopsies ont porté sur des syphilômes rectaux arrivés à la période de rétraction complète ou tout au moins avancée.

Le processus d'infiltration plastique admis en principe, Messieurs, il reste à expliquer sa localisation relativement fréquente à l'extrémité du tube digestif. On doit évidemment rattacher cette localisation aux causes d'irritation dépendant de l'acte de la défécation. Chez la femme, d'autres causes viennent s'ajouter à cette dernière, et peuvent rendre compte de la fréquence beaucoup plus grande de la maladie dans ce sexe. Chez elle, en effet, outre la constipation si habituelle, la menstruation, le coït, entretiennent des troubles irritatifs au voisinage du rectum. Vous pouvez y joindre l'influence des accouchements, qui peut jouer son rôle également.

En somme, et toute question d'interprétation pathogénique mise à part, vous reconnaîtrez que le syphilôme ano-rectal, et le rétrécissement qu'il entraîne, sont d'un diagnostic relativement facile. Nous avons vu que chez notre malade, l'infiltration plastique date de deux ans et demi ; la rétraction commence seulement à devenir inquiétante, et le rétrécissement n'est encore que relatif, bien que les troubles fonctionnels soient déjà pénibles.

Que deviendrait le mal abandonné plus longtemps à lui-même ? Il est facile de le prévoir, Messieurs, la coarctation se prononcerait de plus en plus, sans toutefois gagner en hauteur. Nous serions bientôt en présence d'un rétrécissement très-serré comme en portent d'habitude les malades au moment où ils viennent consulter. C'est à peine si l'on peut alors y introduire une sonde de petit calibre. Mais ici nous assistons actuellement au début de la rétraction, et c'est précisément ce qui rend intéressant l'exemple que nous venons d'étudier.

Le rétrécissement lui-même entraîne à sa suite des accidents plus graves encore et que nous devons nous efforcer d'éviter à notre malade, je veux parler des ulcérations et des perforations du rectum au-dessus du point coarcté. Vous savez en effet, Messieurs, que dans la plupart des conduits oblitérés, au rectum en particulier, la rétention produit lentement une dilatation sacciforme au-dessus du point rétréci. Ce sac peut s'ulcérer, se perforer même. Il en résulte des trajets et des fistules qui viennent s'ouvrir au pourtour de l'orifice anal. Dans ces cas, l'intervention chirurgicale active peut seule sauver les malades. Dans notre cas particulier, nous devons nous en tenir pour le moment au traitement local et général : plus tard il n'en est plus temps. Pour le syphilôme qui nous occupe, aussi bien que pour tous les autres néoplasmes de cette même origine aboutissant à des lésions fibreuses ou osseuses, le traitement spécifique n'a de prix que s'il les surprend à la période transitoire de leur évolution, avant leur transformation en tissus fixes de l'économie. Ceux-ci en effet, une fois organisés, ne rétrogradent jamais. C'est pour cette raison sans doute qu'ont pu être guéris quelques malades traités par M. Guérin et par M. Fournier. Vidal de Cassis a obtenu un succès également dans un cas. semblable, à l'aide du traitement spécifique général employé seul. Je crois que l'oubli des moyens locaux et des topiques est une faute.

L'action mécanique des mèches et plus tard des canules rectales employées avec prudence, ajoute certainement aux chances de résorption du produit morbide, et entrave dans une certaine mesure sa rétraction. C'est ainsi que vous m'avez vu tout à l'heure introduire une mèche enduite de pommade iodurée dans toute l'étendue du passage rétréci. Je me propose d'employer successivement la pommade à l'iodure de potassium et l'onguent napolitain, et j'en espère un résultat favorable. Il ne faut pourtant rien exagérer ni compter sur une guérison complète ramenant dans leur intégrité les propriétés de l'organe, si nécessaires à son fonctionnement régulier, l'élasticité et la contractilité. A ce point de vue, le mal est presque irréparable.

Il est permis du moins d'espérer que l'épaississement et l'induration diminuant, la fonction sera moins entravée pour le présent, moins compromise pour l'avenir.

DIXIÈME LEÇON.

Des tumeurs ganglionnaires de la région cervicale. Lymphadénôme. — Lymphosarcôme.

Messieurs,

Nous avons aujourd'hui à prendre un parti à l'égard d'un jeune homme qui est entré récemment dans nos salles pour se faire débarrasser d'une tumeur volumineuse de la région cervicale du côté gauche.

Vous avez entendu le malade, âgé de 19 ans, déclarer que l'existence de cette tumeur date de l'époque de sa première enfance ; depuis l'âge de trois ans jusqu'à ces deux dernières années, il n'avait surpris aucune modification du vulume de sa tumeur : elle restait grosse à peu près comme une noix ordinaire. Longtemps, il ne s'en est pas inquiété. Cependant en 1874, sur le conseil d'un médecin, il essaya de faire disparaître cette cause de difformité au moyen d'applications de teinture d'iode ; ce traitement n'amena pas de modification sensible et fut bientôt abandonné. L'attention du malade fut de nouveau appelée de ce côté il y a trois semaines : il remarqua une augmentation rapide du volume de sa tumeur. Selon lui, elle a triplé de grosseur en peu de temps et sans cause appréciée de lui. Il n'a jamais souffert à ce niveau et nous n'avons pu saisir aucun indice d'inflammation, soit locale soit éloignée, ancienne ou récente.

Actuellement nous voyons derrière l'angle de la mâchoire et contournant cet angle, c'est-à-dire à la partie supérieure et latérale du cou, une tumeur ovoïde plus grosse qu'un œuf de poule et qui empiète sur la région parotidienne. Le grand axe mesure 10 centimètres de longueur : il n'est pas vertical, mais oblique en avant et en bas, étendu du lobule de l'oreille jusqu'au-dessous de l'angle du maxillaire inférieur. La surface est régulière dans son ensemble, mais on y trouve facilement un sillon transversal qui divise la masse en deux portions bien distinctes. Les renseignements du malade, aussi bien que les caractères objectifs, permettent d'affirmer que le lobe inférieur représente la tumeur ancienne, dure, lisse et arrondie mais à surface légèrement inégale, sans points ramollis toutefois; l'autre portion paraît d'évolution récente : on peut l'isoler de la première à l'aide de la palpation : sa consistance est plus faible, mais elle n'est pas plus que l'autre, fluctuante. Partout, au-devant de cette masse, la peau est restée mobile et saine car nous pouvons négliger une légère cicatrice qui résulte d'une brûlure ancienne. D'autre part, on peut détacher et mobiliser la tumeur, parfaitement indépendante des parties profondes, c'est-à-dire du bord antérieur du sterno-mastoïdien.

En un point à peu près symétrique du côté droit du cou, nous avons trouvé une autre petite masse du volume d'une noisette, de forme aplatie, dure, indolente et mobile : elle ne diffère de l'autre que par le volume.

La réunion de ces caractères et la notion du mode de développement permettaient d'affirmer dès l'abord qu'il s'agit d'une tumeur ganglionnaire; nous devons rechercher maintenant la nature de cette tumeur. L'*adénite aiguë* se révèlerait par des symptômes inflammatoires qui n'ont jamais existé chez notre malade; l'*adénite chronique* en revanche paraissait moins improbable. Si nous avions pu retrouver chez le sujet des indices de diathèse scrofuleuse, ce diagnostic eût été naturel ; mais tout chez lui indique au contraire une affection primitive des ganglions. Il est bien rare en effet que l'adénite chronique laisse une masse ganglionnaire aussi distincte et facilement isolable ; vous connaissez au contraire la physionomie particulière des ganglions tuméfiés chez les scrofuleux; ils sont entourés d'un empâtement diffus amené par la périadénite ou l'adéno-phlegmon. Nous ne pouvons songer davantage à la *tuberculisation* ni à la *transformation caséeuse.* L'*adénopathie syphilitique* est à rejeter *a priori* à cause du volume de la tumeur et de l'âge du sujet.

Nous avons ainsi successivement éliminé toutes les variétés du groupe des adénites ou des adénopathies symptomatiques, mais il reste encore à examiner une classe importante des tumeurs ganglionnaires.

Ce groupe, bien distinct du premier, comprend les divers genres d'*hypertrophie* ou *hyperplasie ganglionnaires*. Ici, le pronostic n'est plus aussi assurément bénin que dans les affections que j'énumérais tout-à-l'heure, et l'opportunité de l'intervention chirurgicale exige, avant qu'on l'établisse, un examen sérieux. A vrai dire, Messieurs, tout n'est pas élucidé encore dans ce chapitre des hypertrophies ganglionnaires primitives : il renferme, confondues en histologie comme en clinique, des productions qui paraissent identiques mais dont le pronostic est bien différent, les unes bénignes, les autres d'une gravité singulière.

Si vous vous reportez un moment, Messieurs, à la conception de la structure du ganglion lymphatique, vous trouvez que l'organe se compose de deux éléments associés, l'un *cellulaire* ou mieux *glandulaire* et l'autre *conjonctif et réticulé*, véritable émanation de la membrane d'enveloppe. Les deux éléments peuvent s'exagérer parallèlement et l'on donne à cette hypertrophie régulière le nom de *lymphadénome* ou d'*hypertrophie vraie*. — Dans d'autres cas, l'hyperplasie porte sur un seul des éléments à l'exception de l'autre, et la tumeur qui en résulte est un *lympho-sarcôme*. Sa consistance indique assez bien lequel des deux éléments a dépassé l'autre et la prolifération cellulaire produit le lympho-sarcôme mou, la conjonctive, le lympho-sarcôme dur. Or, sans que l'histologie ait pu jusqu'à présent nous en donner la raison, ces trois formes d'hyperplasie ganglionnaire (lymphadénome, lympho-sarcôme mou, lympho-sarcôme dur) sont susceptibles de revêtir les types cliniques les plus dissemblables. En effet, tandis que certaines de ces tumeurs conservent indéfiniment un caractère de bénignité parfaite, d'autres présentent le pronostic le plus grave, soit qu'elles affectent d'emblée la marche des tumeurs les plus malignes, c'est-à-dire qu'elles se généralisent et récidivent sur place, soit qu'elles n'acquièrent ce caractère de malignité qu'après être restées plus ou moins longtemps stationnaires.

Dans ce dernier cas, l'intervention chirurgicale est plus nuisible qu'utile ; bien souvent elle imprime au mal un élan nouveau.

Vous concevez dès lors, Messieurs, de quelle importance est la précision du diagnostic ; malheureusement la clinique ne dispose à cet égard d'aucun élément de certitude. Au temps de Velpeau, on agissait sans distinction contre toutes les hypertrophies ganglionnaires ; quelquefois, le résultat était funeste et l'on invoquait simplement le cancer : il s'agissait évidemment de lympho-sarcômes. Le progrès accompli depuis sur ce point d'anatomie pathologique, s'il ne guide pas sûrement, a du moins cet avantage de rendre aujourd'hui les chirurgiens plus réservés. On doit craindre de porter la main sur certains lymphadénomes ou lympho-sarcômes parce que c'est se condamner à voir une prompte récidive sur place et dans les ganglions voisins, souvent même une généralisation dans les viscères.

Appliquant à notre malade ces données générales, nous devons reconnaître que le diagnostic n'a pas une certitude suffisante pour dissiper toute appréhension. Cependant nous pouvons, je pense, incliner davantage vers l'idée d'une hypertrophie simple et bénigne. L'âge du sujet, la lenteur du développement de la tumeur semblent l'indiquer, mais des réserves sont à faire, si l'on songe aux progrès récents et rapides et à l'apparition du petit ganglion que nous avons trouvé à droite. D'un autre côté, comme cette tumeur, actuellement bénigne, peut prendre dans la suite des allures d'une tumeur maligne, cette considération me paraît de nature à encourager l'intervention.

Je vous signalerai encore en terminant, un caractère en faveur de la nature bénigne de l'affection, c'est le sens dans lequel la tumeur a fait ses progrès récents. L'extension du lympho-sarcôme se fait en général sur la route suivie par la lymphe. Chez notre malade, il est évident que le développement s'effectue dans l'ordre inverse, puisque les progrès récents ont eu pour effet d'allonger la tumeur vers le haut. Cette dernière raison me détermine à pratiquer l'extirpation aussi complète que possible, car il ne faut rien attendre des agents modificateurs généraux ni locaux.

ONZIÈME LEÇON

Coxalgie suppurée, attitudes vicieuses, résection de la hanche.

Messieurs,

Vous me verrez tout à l'heure pratiquer sur un jeune garçon de 15 ans la résection de la hanche. L'histoire de ce malade, en justifiant ma détermination, vous montrera de plus qu'elle n'a été rendue nécessaire que par l'insuffisance ou la mauvaise direction du traitement antérieur. Notre jeune malade, bien portant jusque là, et bien constitué, reçut il y a 15 mois une violente contusion de la hanche droite, en tombant dans un escalier : il en ressentit pendant huit jours une telle douleur à la hanche et surtout au genou, qu'il dut garder le lit. Il se leva cependant et se remit à marcher huit jours après, bien que souffrant toujours : loin de diminuer, la douleur le força bientôt, un mois après l'accident, à reprendre le lit que depuis il n'a pu quitter.

Longtemps son affection articulaire ne se révéla que par ces douleurs ; plus tard, 11 mois après l'accident, c'est-à-dire dans le courant du mois de mars dernier, un abcès s'ouvrit spontanément à la partie supérieure de la cuisse. Vous avez déjà reconnu, Messieurs, plusieurs des phénomènes qui caractérisent l'évolution rapide de la coxalgie : l'examen des signes objectifs confirme de tout point ce diagnostic. Vous pourrez reconnaître de plus que le mal a été pour ainsi dire jusqu'ici abandonné à lui-même.

Au moment de l'entrée du malade à l'hôpital, le membre inférieur était fixé dans l'attitude vicieuse caractéristique, déterminée à la fois par l'abduction, la rotation en dehors et la flexion de là cuisse sur le bassin. Aucune intervention n'avait contrarié cette tendance, si bien que le membre sain lui-même commençait à s'immobiliser dans une position fâcheuse et que nous devrons corriger. L'enfant presque abandonné à lui-même dans son lit, et cherchant le soulagement de son mal dans la position qui lui était le plus commode, s'était couché dès le début sur le côté douloureux, les deux cuisses fléchies et parallèles, le tronc courbé en avant. Il n'a guère quitté cette attitude pendant les mois qui ont séparé le début du mal de son entrée à l'hôpital. Vous saisissez déjà la portée de cette complication ; au point de vue fonctionnel, le membre sain perdait autant que l'autre.

Cependant les douleurs ont toujours persisté, vives surtout au niveau du genou: je n'insiste pas sur la valeur connue de ce symptôme, si obscure que soit encore son origine. Cette douleur est exaspérée par le plus léger déplacement du membre, aussi bien que par le moindre attouchement, ce qui rend difficile l'examen direct de la racine du membre. Cette région présente une déformation considérable et le volume en est doublé: le pli de l'aîne en particulier a disparu, remplacé par une voussure très-saillante au niveau de laquelle la palpation fait reconnaître un empâtement profond et la fluctuation d'un abcès. Cette tuméfaction, localisée en un point ordinairement accessible de l'articulation, s'explique aisément : elle répond à l'interstice des muscles pectiné et psoas iliaque. De même, en arrière du grand trochanter, on peut apprécier le gonflement des parties molles qui entourent l'articulation malade. Au-dessous de ce grand trochanter, à 8 ou 10 travers de doigt environ, se trouve l'orifice encore fistuleux de l'abcès qui s'est ouvert il y a 4 mois à la face externe de la cuisse. Le stylet que l'on introduit par cet orifice s'engage très-loin dans la direction de l'articulation, mais le trajet qu'il parcourt restant parallèle au fémur ne le conduit pas sur une portion d'os dénudé, bien que l'abcès provienne évidemment des os nécrosés. On ne peut donc par ce procédé d'examen explorer l'étendue des désordres, mais il n'est pas douteux toutefois que les accidents locaux: douleur, attitude vicieuse et déformation de la racine du membre, ne relèvent d'une coxalgie suppurée et ne répondent à de graves désordres de l'articulation. Le diagnostic est absolument certain, l'origine traumatique de l'affection n'exclut pas sa nature scrofuleuse, car la prédisposition constitutionnelle est évidente chez cet enfant. Il nous reste à discuter la question du pronostic et celle de la conduite à tenir pour le traitement.

Au début du mal, on aurait peut-être pu, Messieurs, à l'aide d'un traitement rationnel et bien dirigé, éviter la série de complications que nous avons énumérées, peut-être même la suppuration. Tout au moins se serait-elle effectuée dans des conditions moins déplorables. A l'heure actuelle au contraire, l'attitude est telle, que si le malade venait à guérir, on doit se demander jusqu'à quel point le membre ne serait pas gênant, loin d'être utile pour la marche. Il eût fallu, dès le début du mal, tout en cherchant à modifier l'état général, opposer aux désordres locaux deux sortes d'agents, destinés, les premiers à modérer l'inflammation et à prévenir la suppuration, les autres à prévenir ou à corriger tout au moins l'attitude vicieuse. Certes, il est difficile de s'opposer efficacement à la suppuration, mais on n'en dispose pas moins d'un moyen de calmer l'inflammation, je veux parler de l'immobilisation de la jointure, qui répond aussi bien à la première indication qu'à la seconde. C'est un problème à résoudre, Messieurs, que de concilier le repos absolu de la jointure avec l'exercice dont il ne faut pas priver le malade. Pour les affections du coude et de l'épaule, on parvient aisément à immobiliser le membre sans immobiliser le malade, mais pour la hanche ce résultat ne saurait s'obtenir qu'au moyen d'appareils compliqués.

Au début de l'affection, lorsqu'il n'y a pas d'inconvénients à laisser pour quelque temps le malade au lit, le moyen le plus simple et le plus efficace d'immobiliser le membre inférieur dans l'extension est certainement le procédé de la traction continue par des poids. La jambe jusqu'au genou est entourée de bandelettes de diachylon qui forment des anses à la plante du pied : à ces anses est nouée une corde munie d'une poulie : c'est là tout l'appareil.

La traction ainsi faite diminue les effets de la contracture réflexe qui tend à presser l'une contre l'autre les surfaces de l'articulation malade : la douleur diminuant par ce fait même, la contracture elle-même est moins sollicitée à se produire. On peut de cette façon attendre que la période aiguë s'écoule. Plus tard, il y aurait inconvénient, vous le savez, à prolonger le repos au lit : c'est alors que l'on peut avoir recours aux différents appareils d'immobilisation. Ces appareils sont nombreux et je n'entreprendrai pas de vous les décrire ici ; je mentionnerai pourtant l'appareil de M. Verneuil, simple bandage silicaté remontant très-haut sur le tronc et renforcé par des attelles en fil de fer.

Au moment où notre malade, après son repos de huit jours au lit, a repris la marche, on n'eût pas dû le lui laisser faire avant de lui avoir appliqué un de ces appareils Mais on ne l'a pas fait et nous avons aujourd'hui à compter avec la suppuration et la déformation que vous savez. Nous n'avons rien à espérer du redressement forcé sous le chloroforme, suivi de l'immobilisation car l'ankylose est impossible à l'heure actuelle, en raison du développement considérable des fongosités et de la destruction certaine des surfaces articulaires.

Vous le voyez, Messieurs, à moins d'abandonner le mal à lui-même et de nous en tenir à l'expectation, nous sommes ainsi conduits à songer à l'intervention chirurgicale. L'ouverture de l'abcès et le drainage du foyer ne suffiraient même pas, ne modifiant en rien l'évolution naturelle des lésions. Or, Messieurs, il faut savoir que la coxalgie suppurée entraîne la mort dans les 4/5 des cas par l'aggravation constante de la cachexie, qui marche parallèlement avec l'accumulation des désordres locaux, dans nos hôpitaux du moins.

Admettons même la chance d'une guérison, et la perspective offerte au malade n'est pas beaucoup plus encourageante : il ne conservera qu'un membre inutile et ne marchera probablement jamais. Du moins la guérison après intervention du chirurgien est-elle plus complète lorsqu'elle est obtenue.

Ceci nous amène à discuter les chances qu'apporte avec elle l'intervention active.

Il ne peut être ici question de la désarticulation coxo-fémorale, puisque son résultat, douteux d'ailleurs, ne saurait que supprimer le membre et non le rendre utile : la résection en revanche peut être suivie du développement d'une pseudarthrose qui permet la marche, malgré un certain degré de raccourcissement. La gravité de cette opération, dans les cas de coxalgie seulement, peut être assez exactement appréciée d'après les statistiques. Les chiffres lui sont favorables : ainsi nous trouvons, en particulier dans le mémoire de M. Lefort (Académie de Méd. 1860) sur 72 opérés 42 guérisons, c'est-à-dire 58 0/0 de succès, contre 29 morts. Les résultats sont plus encourageants encore lorsqu'on n'envisage que les malades âgés de 5 à 19 ans, puisque M. Lefort a compté 32 guérisons pour 49 opérations pratiquées dans ces conditions spéciales Les autres relevés sont moins complets: cependant le dernier numéro du *Journal d'Edimbourg* mentionne les résultats de la pratique personnelle de M. Annandale : sur 22 opérés, ce chirurgien en a guéri 14.

Ces résultats sont bien certainement de nature à encourager l'intervention, mais on ne doit s'y résoudre qu'après avoir écarté toute contre-indication, soit générale, soit locale, bien que ces dernières ne soient que relatives. L'étendue des lésions n'ajoute pas outre mesure à la gravité de la résection: dans un cas on a pu évider l'os iliaque, réséquer même la tubérosité de l'ischion sans compromettre le résultat.

L'état général du malade doit au contraire être pris en sérieuse considération : dans le cas particulier nous ne trouvons de ce côté rien que d'encourageant, le malade ne peut être même suspecté de tuberculose : il jouit d'une santé parfaite, nous nous croyons donc autorisé à pratiquer la résection de la hanche, rendue nécessaire d'ailleurs par l'étendue et la gravité des lésions locales.

DOUZIÈME LEÇON.

De la valeur séméiologique de l'otorrhagie.

Messieurs,

Nous venons de passer devant un malade qui, à là suite d'un traumatisme, présente un écoulement notable de sang par une oreille : l'histoire de cet homme est intéressante en ce qu'elle nous permettra d'étudier aujourd'hui la valeur clinique d'un symptôme fréquent.

Notre malade a fait, il y a quatre jours, une chute de la hauteur d'un second étage ; il n'a pas perdu connaissance et s'est relevé lui-même. Amené de suite à l'hôpital, il ne présentait, au premier moment, qu'un peu de stupeur, que l'on pouvait rattacher à un léger degré de commotion cérébrale. Il n'était pas ivre.

Mais l'attention se porta bientôt sur un écoulement sanguin partant de l'oreille droite, assez abondant pour tacher l'oreiller et se répandre sur le cou du malade. Vous n'ignorez pas, Messieurs, qu'un pareil écoulement constaté après un traumatisme du genre de celui-ci, est considéré, le plus souvent à juste titre, comme le symptôme presque pathognomonique d'une fracture de la base du crâne divisant le rocher, et traversant nécessairement les parties osseuses de l'oreille interne et moyenne ou de cette dernière seule. Si la membrane du tympan est déchirée, le sang qui provient des vaisseaux rompus apparaît à l'extérieur, et s'écoule par le conduit auditif externe. *Mais il ne suit pas de là que l'on doive, sur la simple constatation d'un écou-*

*lement sanguin par l'oreille, admettre l'existence d'une
fracture du rocher.*

Le fait que nous allons étudier plaidera précisément contre
la tendance que l'on pourrait avoir à donner au symptôme
otorrhagie une signification absolue dans le sens de la
fracture du rocher. Chez notre malade, en effet, il n'est
pas douteux que le rocher soit intact : par analogie, dans
certains cas plus difficiles, je pense qu'il n'est pas impossible de réduire comme ici la valeur de l'otorrhagie.

Reportons-nous un moment, si vous le voulez bien, à
l'examen des cas dans lesquels s'observe l'otorrhagie traumatique. Tout d'abord, il faut prendre garde à l'invasion
du conduit auditif externe par le sang que peuvent fournir
des plaies superficielles du cuir chevelu ou du pavillon de
l'oreille, par exemple. Dans ces cas, il suffit de nettoyer
avec soin le conduit et d'y introduire un tampon d'ouate :
si le sang provient réellement du conduit auditif, le tampon
témoignera de sa provenance. Cette première cause d'erreur écartée, et l'existence d'une *otorrhagie vraie* étant
démontrée, celle-ci peut avoir une origine variable.

C'est bien une otorrhagie vraie que l'on observe dans
les cas étudiés par le Dr Morvan (*Archiv. gén. de Méd.*
1856), sous le nom de *Fracture du conduit auditif osseux
à la suite de chute sur la mâchoire inférieure.* Il s'agit
ici d'un enfoncement de la paroi inférieure du conduit
auditif externe par le condyle du maxillaire. Ce genre de
lésion a, depuis, été de nouveau étudié par M. le Dr Sonrier
(*Gaz. des hôp.*, 1869).

Nous nous arrêterons peu à cette première variété
d'otorrhagie : le plus souvent, les malades signalent les circonstances de leur chute ; le menton en porte des traces,
les mouvements de la mâchoire sont douloureux, etc. Enfin
l'examen du conduit auditif y fait reconnaître une déchirure plus ou moins étendue à la paroi inférieure, accompagnée d'une déformation. L'ouïe est d'ailleurs conservée,
et l'exploration de la membrane du tympan permet d'affirmer son intégrité.

Dans ces cas, il ne saurait y avoir de doute ; d'ailleurs

cette lésion est rare. Il en est de même d'une seconde variété de traumatisme osseux, périphérique, pour ainsi dire, je veux parler de la *fracture de l'apophyse mastoïde* par un choc direct. Dans ces cas, si la membrane du tympan n'a pas résisté, on conçoit que le sang puisse passer des cellules mastoïdiennes dans la caisse, et s'écouler par le conduit auditif externe. Bien que la provenance du sang paraisse dans ces cas facile à reconnaître, je devais vous signaler cette variété d'otorrhagie : deux fois, elle a pu en imposer au chirurgien. Dans l'un des faits, présentés par M. Panas à la Société de chirurgie, les lésions ont été constatées à l'autopsie. Sans doute, il s'agit encore là de fractures, mais vous concevez combien leur pronostic est différent de celui que comporte la fracture du crâne qu'elles simulent.

L'otorrhagie peut reconnaître pour cause des lésions plus légères encore, et cependant s'accompagner d'un ensemble symptomatique plus rapproché de celui qui appartient à la fracture du crâne. je veux parler de l'écoulement sanguin que fournit *la simple déchirure de la membrane du tympan*. Cette déchirure existe forcément toutes les fois que l'otorrhagie provient d'une fracture, mais je tiens à vous montrer qu'elle peut exister seule et fournir un écoulement qu'il faut savoir distinguer de l'autre. On arrive aisément à reconnaître avec certitude s'il existe une solution de continuité de la membrane ; pour cela, divers procédés peuvent être mis en usage : de tous le plus simple est assurément le procédé de Valsava. Si vous commandez, en effet, au malade de faire une expiration forcée pendant que vous lui fermez exactement la bouche et les narines, le passage de l'air à travers la plaie se révélera par un sifflement accompagné d'un bruit de glouglou du liquide contenu dans la caisse. Mais on ne doit pas s'en tenir à cette recherche ; il faut surtout se garder de conclure de l'absence de sifflement à l'intégrité de la membrane, car une foule de causes peuvent empêcher l'accès de l'air dans la caisse et changer les conditions de l'expérience. Il est toujours utile de pratiquer l'examen direct à la lumière réfléchie. Cet examen est minutieux, souvent difficile ; j'ajouterai même qu'il n'est pas absolument inoffensif. Les manœuvres que nécessitent l'introduction du spéculum, l'ablation des caillots, les injections elles-mêmes peuvent avoir des inconvénients et développer des accidents inflammatoires La simple constatation du fait de la déchirure doit suffire, et je vous conseille, dans l'intérêt des malades, de procéder avec douceur à cette recherche. Mais, constatation faite, il reste à déterminer si la déchirure de la membrane du tympan coexiste avec une fracture du rocher, ou si elle existe seule, sans lésion des os.

Dans quelques cas, comme celui que nous avons sous les yeux, le diagnostic est facile, en raison surtout de l'absence de signes de commotion violente, de contusion, de compression du cerveau. Mais dans d'autres cas, au contraire, ce diagnostic est entouré de difficultés telles que l'erreur me paraît avoir été à peu près constamment commise, et que l'on n a pas hésité à considérer ces cas comme des exemples de fractures du rocher suivies de guérison. Or, selon moi, ces prétendues fractures du rocher sont tout simplement des déchirures traumatiques de la membrane du tympan. Prenons un exemple :

Un individu vient de recevoir sur la tête un coup violent, ou bien il est tombé d'un lieu élevé : la commotion cérébrale est intense, et le blessé a perdu connaissance. Les personnes qui le relèvent remarquent de suite un écoulement sanguin abondant par une oreille : le chirurgien s'assure que le sang ne provient ni du cuir chevelu, ni du conduit auditif externe. L'apophyse mastoïde est intacte. L'examen est complété et l'on constate une déchirure de la membrane du tympan. Cette donnée, jointe à la gravité présente des symptômes cérébraux, fera presque certainement penser qu'il existe une fracture du crâne. Bientôt, d'ailleurs, ce diagnostic paraîtra confirmé par les phénomènes ultérieurs. Au bout d'un temps variable, les symptômes cérébraux se dissipent et font place à un certain degré de stupeur, le malade ressent encore des vertiges, de la céphalalgie. Puis, on voit apparaître un écoulement séreux, auquel on se croit en droit d'assigner la même valeur qu'à l'otorrhagie du début. Enfin, il se peut même qu'un nouveau symptôme, non moins caractéristique en apparence, vienne à se manifester, je veux parler d'une hémiplégie faciale survenant du même côté.

Ce tableau, Messieurs, n'est pas fait à plaisir. *L'ensemble de symptômes immédiats ou tardifs que je suppose réunis sur un malade, peut se rencontrer sans fracture du crâne, et chez un blessé qui n'a d'autre lésion qu'une déchirure de la membrane du tympan.*

C'est là, vous le comprenez, une source d'erreurs : on s'explique ainsi le chiffre relativement élevé des cas de guérison des fractures du crâne. De ces faits, les uns, en petit nombre, sont réels, les autres se rapportent certainement à de simples ruptures traumatiques de la membrane tympanique.

Il me reste maintenant à justifier ce que j'avance, et à vous montrer que le tableau symptomatologique tracé, il y a un instant, peut, en effet, se rapporter à la déchirure traumatique simple du tympan.

D'abord la perte de connaissance et la stupeur, manifestations symptomatiques de la commotion du cerveau, s'observent journellement, comme vous le savez, en dehors de toute solution de continuité de la base du crâne.

Mais il pourrait vous paraître surprenant de voir une otorrhagie aussi abondante que celle de notre malade produite par la simple déchirure de la membrane du tympan. Je puis vous citer, à cet égard, un fait que j'ai rapporté ailleurs (*Path. externe.* Tome III, p. 476), et qui vous prouvera que les blessures de cette membrane peuvent fournir un écoulement de sang considérable.

Il s'agit d'une jeune fille dans l'oreille de laquelle un mauvais plaisant introduisit, pendant son sommeil, un petit rouleau de papier rigide et terminé en pointe ; dans le mouvement brusque et involontaire qu'elle fit en se réveillant, la pointe pénétra profondément et détermina une douleur vive, immédiatement suivie d'une otorrhagie dont la persistance et l'abondance même prirent un caractère assez alarmant, pour que le médecin qui fut consulté, craignant une lésion grave, crût devoir m'adresser la malade. L'examen direct me permit de voir une piqûre de la membrane du tympan au voisinage du manche du marteau, c'est-à-dire dans le point où les vaisseaux sont le plus volumineux. La source de l'écoulement mise à jour, il devenait facile de l'arrêter. Ce fait suffit à vous démontrer qu'une simple déchirure de la membrane du tympan peut être la cause d'une otorrhagie abondante et persistante.

L'écoulement séreux peut également se montrer dans les mêmes circonstances, et en l'absence de fracture du rocher. En effet, la déchirure de la membrane du tympan ne tarde pas à provoquer une inflammation qui, bientôt, se propage à la caisse. Or, vous n'ignorez pas que l'otite moyenne fournit un écoulement séreux d'abord, puis séro-purulent.

Enfin, Messieurs, nous avons supposé que, chez notre malade, une *hémiplégie faciale* venait s'ajouter aux symptômes précédents. Certes, on se contenterait à moins pour affirmer une fracture du rocher. Et cependant l'hémiplégie elle-même, dans les conditions que nous avons choisies, peut ne relever que de l'otite moyenne; il en existe des exemples nombreux. Les rapports du nerf facial, dans son passage à travers l'aqueduc de Fallope, avec les parois de la caisse, permettent de comprendre la facile transmission de l'inflammation de la muqueuse tympanique au tronc nerveux lui-même.

C'est ainsi, Messieurs, que chacun de ces symptômes, dont la réunion semble avoir une si grave signification, peut, dans certains cas, perdre de sa valeur et devenir susceptible d'une explication différente de celle qui vient la première à l'esprit. Nous devons rechercher maintenant, en prenant successivement chacun de ces symptômes en particulier, s'il n'est pas possible de leur trouver des caractères différents selon qu'ils indiquent la fracture du rocher ou la déchirure de la membrane du tympan.

D'abord, les signes de la commotion cérébrale, les premiers en date, n'ont pas toujours la même portée clinique; il faut distinguer des degrés dans ces troubles. D'une façon générale, on peut admettre que l'intensité de la commotion est proportionnelle à la violence du traumatisme : une stupeur profonde et persistante indiquera un ébranlement considérable et pourra faire pencher vers l'idée d'une fracture.

De même, l'otorrhagie, lorsqu'elle provient d'une déchirure de la membrane, est, le plus souvent, moins considérable que dans les cas de fracture du rocher. Dans ce dernier cas d'ailleurs, on a pour se guider un phénomène caractéristique, je veux parler de l'intermittence de l'écoulement sanguin. L'écoulement séreux, dans le cas de fracture, n'est pas moins reconnaissable. Cet écoulement, comme vous le savez, est fourni par le liquide céphalo-rachidien, et celui-ci s'échappe, en général, dès les premiers moments ; sa quantité est assez considérable pour qu'il soit possible d'en recueillir pour l'analyse chimique. Il est faiblement albumineux et contient une proportion de chlorure de sodium que n'atteignent ni le sérum du sang, ni le liquide inflammatoire. D'ailleurs, l'otite séreuse ne s'établit qu'après quelques jours, tandis que l'écoulement du liquide céphalo-rachidien est immédiat.

Il n'est pas enfin, nous l'avons vu, jusqu'à l'hémiplégie faciale qui ne se distingue dans les deux cas. Elle est, somme toute, assez rare, après la fracture du rocher, et, dans ce cas, elle suit *immédiatement* le traumatisme, comme la contusion ou la déchirure nerveuse qu'elle traduit. Au contraire, l'hémiplégie se prononce *tardivement*, quand elle relève de l'otite moyenne : toutefois le temps qu'elle met, dans ce cas, à apparaître, ne peut guère être apprécié par la moyenne des cas rapportés par les auteurs.

Un dernier élément, décisif celui-là, guide enfin le diagnostic dans les cas difficiles, je veux parler *de l'état de la fonction auditive.* Elle est abolie de suite et complétement dans le cas de fracture du rocher, puisque l'appareil de perception, l'oreille interne, est toujours intéressé plus ou moins. Au contraire, la surdité relative qui suit la déchirure de la membrane et l'otite moyenne, ne relevant que d'un trouble apporté au fonctionnement de l'appareil de transmission du son, n'apparaît que tardivement et apporte avec elle les moyens de la distinguer. Si l'on fait, en effet, vibrer un diapason que l'on applique sur la paroi du crâne, en un point quelconque, le sujet n'entend rien du côté malade, si l'appareil de perception est détruit. Tout au contraire, lorsque l'appareil de transmission est seul atteint, les ondes sonores sont perçues plus nettement du côté malade que du côté sain. J'insiste sur l'importance de ce signe que vous pouvez constater aisément chez notre malade.

S'il est vrai que la simple déchirure de la membrane du tympan et ses complications inflammatoires soient capables d'en imposer de la sorte pour une fracture du rocher, il n'est pas sans importance de déterminer dans quelles circonstances se produit cette déchirure. Elle peut survenir par un mécanisme très-simple, par le refoulement brusque de la colonne d'air renfermée dans le conduit auditif. Un soufflet violemment appliqué sur l'oreille, la détonation d'une pièce d'artillerie, pour prendre les faits les plus connus, n'agissent pas autrement. Il se peut que, dans un certain nombre de traumatismes du crâne, la déchirure se produise par ce mécanisme. Notre malade en particulier est évidemment tombé à plat sur le côté droit de la tête : de ce côté du corps et au poignet correspondant il porte des contusions.

Mais dans d'autres cas, à la suite de violents traumatismes (coups ou chutes), appliqués sur la tête, il paraît impossible d'invoquer ce mécanisme. Je suis porté à croire que, dans ces cas, la déchirure de la membrane du tympan se produit d'une manière indirecte, et il ne me répugne pas d'admettre qu'un choc extérieur, agissant sur la boîte du crâne, incapable de briser les os, soit néanmoins suffisant pour déterminer une solution de continuité de la membrane tympanique, fortement tendue dans un cadre osseux qui fait suite aux parois crâniennes.

Quelques expériences, d'ailleurs insuffisantes, entreprises sur mon conseil par un de mes anciens élèves, M. le Dr Lebail, dans le but de produire artificiellement cette rupture indirecte de la membrane du tympan, n'ont donné aucun résultat concluant.

Je n'insisterai pas, Messieurs, sur la simplicité du pronostic de l'otite moyenne par déchirure ; il vous suffira de comparer ce pronostic à celui des fractures du crâne. Toutefois, au point de vue de la fonction auditive, quelques réserves sont à faire, si l'on songe au développement inévitable de la suppuration de l'oreille moyenne. D'autre part, il n'est pas impossible que nous ayons à observer ces jours-ci un certain degré d'hémiplégie faciale (Voyez la note), mais cette hémiplégie elle-même n'offrirait aucune gravité et guérirait avec l'otite.

En présence d'un diagnostic aussi nettement établi, il est évident, Messieurs, que nous sommes autorisés, dans ce cas particulier, à ne diriger le traitement que contre l'otite suppurée ; mais la question peut ailleurs demeurer plus longtemps obscure ; et, dans l'impossibilité où l'on se trouve alors de nier avec assurance la fracture, il faut se comporter comme si elle existait. Dans ces cas difficiles, il faut se garder, en particulier, d'insister imprudemment sur l'exploration de l'oreille, et surtout sur les injections qui peuvent augmenter les accidents inflammatoires.

NOTA.— *Le malade a présenté effectivement une hémiplégie faciale du côté correspondant à la lésion traumatique : cette complication n'a été que passagère et s'est graduellement dissipée en l'espace de trois semaines, en même temps que diminuait l'écoulement purulent. Le malade a quitté l'hôpital parfaitement rétabli.*

TREIZIÈME LEÇON.

Sur une collection liquide de l'aine de provenance obscure.

Messieurs,

Vous m'avez vu, à différentes reprises, examiner devant vous un malade, âgé de 44 ans, couché au n° 40 de la salle St-Augustin. Cet homme porte à la région inguinale du côté droit une tumeur liquide dont nous devions rechercher la provenance.

Les renseignements fournis par le malade sont les suivants : il avait eu, jusqu'à ces temps passés, une santé parfaite ; à l'heure actuelle encore son affection est purement locale, il ne paraît être sous l'empire d'aucune diathèse. Tout au plus a-t-il eu à traverser récemment un moment de malaise et d'indisposition mal déterminés. qui ont disparu depuis. Au même moment, il y a deux mois environ, il remarquait presque par hasard l'existence de sa tumeur, en un point dont il n'a jamais souffert.

La tuméfaction que nous allons étudier occupe la région externe du pli de l'aine, immédiatement en dehors des vaisseaux fémoraux; de là, elle s'étend en largeur jusqu'à l'épine iliaque antéro-supérieure Sa limite inférieure est à trois travers de doigts au-dessous de l'arcade crurale sous laquelle elle remonte évidemment pour se prolonger dans la cavité abdominale.

Cette tumeur inguinale externe est peu saillante, mais étalée, manifestement sanglée par l'aponévrose crurale anssi bien que par l'arcade de Fallope: elle est, de plus. mate à la percussion, fluctuante et réductible en partie par une pression prolongée. Elle est sans battements ni mouvements d'expansion, mais elle est influencée par les efforts auxquels doivent concourir les parois abdominales : c'est-là un signe précieux, vous le savez, propre à faire reconnaître avec certitude les collections liquides issues de la cavité de l'abdomen. Dès que l'on cesse de comprimer la poche inguinale, le liquide revient pour la distendre : ce déplacement du liquide est mieux démontré encore par des pressions alternatives exercées au-dessus et au-dessous de l'arcade crurale. Il passe alors manifestement de la poche extérieure et accessible dans une autre qui est contenue dans la cavité abdominale ou du moins dans l'épaisseur de ses parois. Ce mode d'exploration fournit de plus un signe important auquel on ne s'attend pas dans cette région, je veux parler d'une véritable crépitation *hordéiforme* Cette expression s'applique, vous le savez, à la crépitation particulière des gaînes tendineuses dans lesquelles on détermine le déplacement, par un orifice étroit, d'un liquide chargé de grains ou corpuscules.

Toute la région, c'est-à-dire la racine du membre inférieur, est absolument indolente. D'autre part, on ne peut hésiter à reconnaître, dans la tumeur que nous étudions, une collection liquide issue de l'abdomen. Nous avons à discuter, maintenant, si nous sommes en présence d'un kyste ou d'un abcès, car, avec les anévrysmes, dont il ne peut être ici question, là se bornent les variétés de collections liquides que l'on peut observer à l'aine. Avant toute ponction exploratrice, il n'est pas sans intérêt de rechercher au moyen de l'investigation clinique les caractères propres à nous mettre sur la voie du diagnostic.

Les kystes sont relativement fréquents dans cette région et leurs variétés assez nombreuses. L'indolence absolue chez notre malade, la présence même des corps étrangers dans le liquide, devaient nous faire songer d'abord à ce genre d'affections; mais, d'autre part, les kystes répondent presque toujours aux anneaux par lesquels se font les hernies, et en particulier à l'anneau inguinal ; sur le nombre assez considérable de kystes dont j'ai pu rassembler les observations dans ma thèse inaugurale (Paris, 1861), un très-petit nombre appartenaient à la région crurale proprement dite. Cependant les kystes de la région externe de l'aine, pour rares qu'ils soient, sont assez bien connus, et l'on peut rattacher à deux causes différentes leur production. En effet, on a observé une première variété de kystes dont le développement s'était fait au sein des ganglions lymphatiques de la région, c'est-à-dire autour des vaisseaux iliaques, dans la fosse iliaque interne. Dans ce cas, on est en présence, probablement, d'une dégénérescence ganglionnaire spéciale. Il se peut que la tumeur, localisée d'abord à la fosse iliaque interne, vienne ensuite faire saillie à la cuisse en se prolongeant sous l'arcade crurale.

Dans une seconde variété, le kyste appartient à la bourse séreuse interposée au muscle psoas et à la tête fémorale, bourse qui, dans certains cas, est indépendante de la synoviale articulaire. Ces kystes sont donc de véritables hygromas. Je dois dire enfin qu'il existe dans la science quelques exemples de kystes hydatiques de la région inguinale : comme ils font plutôt saillie du côté interne de la région, nous aurons peu à nous y arrêter pour le cas particulier.

Avant de nous attacher à l'idée d'un abcès, bien que ce soit le diagnostic le plus probable, nous devons éliminer successivement les trois variétés de kystes dont je viens d'indiquer la provenance. L'hygroma périarticulaire doit être avant tout rejeté, en raison du siége et de l'ensemble des caractères que nous avons passés en revue. L'articulation coxo-fémorale est absolument saine, ses mouvements spontanés et communiqués sont parfaitement normaux. Nous pouvons d'autre part, comme vous le verrez, expliquer autrement la crépitation hordéiforme qui paraît être un symptôme en faveur de l'hygroma. Nous n'avons pas affaire davantage à un kyste hydatique : pour avoir ce volume, il ne pourrait que provenir des os du bassin dont vous connaissez la texture spongieuse. Un pareil kyste ne se fait jamais jour hors de ces masses osseuses avant de les avoir considérablement tuméfiées et déformées. Si l'on pouvait se méprendre sur la nature de la crépitation constatée, peut-être l'idée d'un frémissement hydatique se fut-elle présentée à l'esprit.

La transformation kystique des ganglions iliaques internes mérite en revanche d'être mise en parallèle plus sérieux avec l'abcès ; je parle, bien entendu, de l'abcès froid migrateur, car, étant données l'indolence et la disposition anatomique constatées ici, cet abcès ne pouvait appartenir qu'à cette variété. Les kystes ganglionnaires de la fosse iliaque interne ont pu, dans certains cas, passer au-dessous de l'arcade fémorale, saillir à la racine de la cuisse et revêtir les mêmes caractères que certains abcès par congestion.

Mais ce sont là de rares exceptions et l'existence de cette crépitation hordéiforme, qui pourrait faire songer au kyste, ne doit pas éloigner du diagnostic probable d'abcès chronique ; car on peut expliquer ce phénomène en admettant que la collection purulente renferme un pus séreux tenant en suspension des grumeaux demi-solides. Je pense que nous sommes en présence d'un abcès par congestion lentement développé, dont la provenance reste à discuter.

Il faut bien reconnaître, Messieurs, que le siége de cette tumeur n'est pas celui des abcès par congestion du mem re inférieur Le plus grand nombre se rencontre à la partie interne : ils suivent le trajet du psoas, contenus dans sa gaine aponévrotique qui les conduit au voisinage du petit trochanter. Il ne serait pas impossible cependant d'admettre une perforation de cette gaîne et, de ce chef, une anomalie dans la direction du pus, mais la colonne vertébrale est certainement intacte, ainsi qu'il résulte d'un examen attentif, et le point de départ de l'abcès ne remonte certainement pas au-dessus de la crête iliaque.

Nous pouvons éliminer à priori les abcès circonvoisins de la coxalgie, puisque l'articulation de la hanche est saine. La *sacro-coxalgie* ne sera pas aussi facile à rejeter. Vous n'ignorez pas, Messieurs, que cette affection s'accompagne d'abcès migrateurs : le nôtre n'aurait-il pas pour point de départ une sacro-coxalgie ou tout au moins une altération superficielle soit de l'os iliaque, soit du sacrum au voisinage de la symphyse sacro-iliaque? Cette dernière manière de voir nous paraît confirmée par l'existence d'une autre lésion, dont j'ai négligé de vous entretenir jusqu'à présent, et dont je dois maintenant vous parler pour asseoir et compléter le diagnostic. L'idée d'explorer l'articulation sacro-iliaque, dans un cas de collection inguinale, ne devait être poursuivie qu'après l'exclusion successive des origines plus habituelles de la suppuration migratrice. Interrogé a ce sujet, le malade nous apprend qu'il a ressenti l'an dernier une douleur subite et intense au niveau de l'épine iliaque postéro-supérieure, prolongée dans le membre inférieur le long du nerf sciatique. Après trois semaines de séjour au lit, il a pu marcher, mais en boitant. Une seconde fois, au mois de décembre, il fut repris des mêmes douleurs, irradiées cette fois vers la partie antérieure de la cuisse, suivant les rameaux du nerf crural, avec des alternatives d'amélioration passagère. Ces douleurs ont persisté jusqu'ici. C'est au milieu d'une de ces crises douloureuses que le malade a constaté la présence de sa tumeur à l'aine.

Nous ne sommes pas en droit d'affirmer l'existence d'une sacro-coxalgie par le seul fait du caractère de ces douleurs, car les signes principaux de l'affection font défaut ici : je veux parler de la déformation locale et de la déviation du bassin. Cependant, les renseignements du malade nous permettant de supposer, sinon une sacro-coxalgie, au moins la présence d'une lésion osseuse au voisinage de la symphyse sacro-iliaque, nous avons dû rechercher si le pus, en même temps qu'il se dirigeait du côté de la fosse iliaque interne et de l'anus, n'avait pas suivi une autre voie, et principalement celle du petit bassin. Or, s'il n'y a aucune apparence d'abcès au niveau de l'échancrure sciatique, en revanche le malade nous apprend que, depuis longtemps déjà, *il a un écoulement purulent par l'anus.*

La marge de l'anus paraît saine, mais le toucher rectal nous a permis de constater à deux centimètres plus haut, sur la paroi postérieure du rectum, l'orifice unique d'une fistule. Cet orifice est assez large pour admettre l'extrémité du doigt: l'écoulement purulent est considérable. Le trajet qui fait suite à cette fistule borgne interne remonte évidemment en suivant la concavité sacro-coccygienne : ce trajet est très-long.

La constatation de cette fistule borgne interne, de date déjà ancienne, présente, dans l'espèce, une importance diagnostique considérable. Je saisis cette occasion pour fixer votre attention sur ce fait clinique, dont vous pouvez tirer cet enseignement : *Toutes les fois que vous rencontrerez une fistule borgne interne, de date ancienne, versant une grande quantité de pus, sans lésion grave du rectum, vous devrez penser à une fistule ossifluente.* Si nous appliquons cette donnée clinique au cas particulier que vous avez sous les yeux, il demeure évident que cette fistule représente l'ouverture du côté du rectum d'une collection purulente analogue à celle que nous voyons aujourd'hui dans l'aine, et d'après le siége de cette fistule à la face postérieure du rectum, l'opinion qui nous faisait tout d'abord localiser le point de départ de l'abcès de l'anus à la face antérieure de la symphyse sacro-iliaque, se trouve ainsi justifiée, car la collection qui s'est ouverte à l'anus a manifestement suivi la concavité du sacrum.

En résumé donc, le diagnostic auquel nous nous arrêtons est celui-ci : sacro-coxalgie ou du moins altération de l'os iliaque et du sacrum au voisinage de l'articulation sacro-iliaque, avec double abcès ossifluent, l'un ouvert à l'anus, l'autre saillant à l'aine. Je n'insiste pas sur le pronostic de cette lésion ; toute sa gravité réside dans la nature et la profondeur des altérations osseuses ou articulaires. Sans préciser davantage, la maladie est sérieuse et peut même entraîner la mort après un temps plus ou moins long.

Pour assurer le diagnostic nous allons faire une ponction qui remplira en même temps un but thérapeutique.

— *La tumeur est ponctionnée avec un petit trocart de l'appareil Potain : il s'écoule une petite quantité de pus séreux, mélangé de flocons caséeux qui ne tardent pas à oblitérer la canule et empêchent de vider complétement la poche.*

Duplay.

7

QUATORZIÈME LEÇON.

Plaie de la cornée avec hernie de l'iris. — Pronostic. — Complications. — Traitement.

Messieurs,

Il vient d'entrer dans nos salles un malade atteint d'une blessure de l'œil, à propos duquel je désire vous exposer rapidement quelques particularités intéressantes de ce genre de lésions. Cet homme est âgé de 34 ans, d'une excellente santé générale ; il y a 4 jours, l'avant-veille de son entrée à l'hôpital, il s'occupait à fendre un vieux sabot de bois, lorsqu'un éclat de forme anguleuse fut projeté sur son œil gauche, assez violemment pour traverser la cornée.

Dès le premier moment, le malade s'aperçut qu'il se faisait un écoulement notable de liquide séro-sanguinolent : c'était l'humeur aqueuse qui s'échappait. La vue fut troublée de suite. Le médecin qui fut appelé le premier à lui donner des soins, après une exploration superficielle, fit l'extraction d'un éclat de bois qui, d'après les renseignements du malade, occupait un des culs-de-sac de la conjonctive et n'était nullement resté engagé entre les lèvres de la plaie cornéale. L'application de compresses imbibées d'eau froide fut uniquement prescrite : nous verrons plus loin qu'il y avait mieux à faire dans l'intérêt du malade. En effet, les douleurs furent loin de se calmer, et la vue s'obscurcit progressivement jusqu'au moment où le malade se présenta à l'hôpital, deux jours après l'accident.

Au premier examen, nous avons facilement constaté qu'il existait à la cornée gauche, en dehors de son diamètre vertical, une solution de continuité à bords irréguliers, contus, dirigée du limbe cornéal en haut jusqu'au niveau du contour pupillaire inférieurement. Entre les lèvres de cette plaie se trouve une petite masse pulpeuse, brunâtre, que l'on pourrait considérer à première vue comme constituée par les bords, infiltrés de sang, de la plaie cornéale, d'autant plus qu'il existe, en arrière de la cornée, un épanchement de sang véritable. La pupille est considérablement rétrécie, et immobile. Tel est le résultat d'un examen très-superficiel. Mais si, en présence d'une semblable lésion, que vous aurez très-souvent l'occasion d'observer surtout chez les enfants, vous vous borniez à cette exploration légère, vous courriez le risque de méconnaître la véritable nature de la lésion, et votre négligence exposerait le blessé aux accidents les plus sérieux.

Vous devez vous préoccuper avant tout d'établir si la cornée est perforée, si la plaie est pénétrante ; il est facile en général de s'en assurer à l'aide de l'éclairage oblique, au moyen d'une lentille convexe qui vous permet, en même temps, l'examen minutieux de la chambre antérieure, de l'iris, du cristallin.

Chez notre malade, nous y avons eu recours, et nous avons constaté que la cornée est déchirée dans toute son épaisseur, l'iris tiraillé, et la pupille déformée. La partie externe de cette membrane est attirée en avant jusqu'à la rencontre des lèvres de la plaie cornéale entre lesquelles se trouve le corps brunâtre dont je parlais tout à l'heure : ce corps n'est autre qu'une portion de la substance de l'iris, qui fait hernie dans la plaie. L'iris n'est pas atteint dans sa continuité, comme on pourrait le craindre, attendu qu'il n'a pas fourni d'hémorrhagie : l'écoulement de sang provenant de l'iris, se reconnaît, vous le savez, à la présence, à la partie déclive de la chambre antérieure, d'une certaine quantité de sang constituant ce que l'on a nommé l'*hypohœma*. Il n'existe pas non plus de corps étranger dans la chambre antérieure : ces deux circonstances sont favorables.

La seule complication primitive de la plaie cornéale

chez notre malade est donc la hernie de l'iris : le mécanisme de cette hernie est facile à saisir. Lorsque la
cornée est perforée, l'humeur aqueuse, soumise à l'état
normal à une certaine pression, s'écoule brusquement par
la voie qui lui est ouverte ; il s'établit un courant qui entraîne avec lui l'iris, voile flottant au milieu de l'humeur
aqueuse ; l'iris s'engage donc entre les lèvres de la plaie;
il peut ensuite être maintenu dans cette position par le
rapprochement des bords de la solution de continuité. Le
diagnostic de la hernie de l'iris est des plus simples, mais
il en est tout autrement de son pronostic.

La lésion la plus simple en apparence, quand il s'agit de
traumatismes subis par le globe oculaire, peut entraîner
les suites les plus fâcheuses compromettant la vision non-
seulement du côté blessé, mais encore du côté sain par
l'intermédiaire de l'ophthalmie sympathique, sur laquelle je
n'insisterai pas ici. Sans doute la hernie de l'iris, dans les
cas heureux, se réduit peu à peu et la cornée se cicatrise :
le malade en est quitte alors avec une altération plus ou
moins grave de la vision, par suite de l'irrégularité de
courbure de la cornée, de son opacité cicatricielle ou de la
déformation pupillaire. On peut espérer cette terminaison
qui a lieu quelquefois, mais il n'y faut pas trop compter,
parce qu'il n'est pas rare de voir le phénomène prendre une
autre direction. Je doute qu'il y ait à cet égard des statistiques à invoquer ; bien que la preuve numérique fasse
défaut, je crois pouvoir affirmer que la guérison sans complications ne survient pas dans plus de la moitié des
cas ; il importe donc de passer en revue ces accidents.

En premier lieu, un accident formidable peut suivre de
près la violence subie, c'est le phlegmon oculaire, encore
nommé ophthalmite, panophthalmie : son développement
s'annonce, dès les premiers jours, par l'apparition d'un
gonflement et d'une tension considérables du globe qui devient le siége de douleurs intenses : la fièvre et les accidents généraux sont, en général, très prononcés, jusqu'à la
fonte de l'œil qui s'ouvre comme un véritable abcès. Si le

malade guérit, ce n'est qu'après l'évacuation du contenu du globe. Cet accident survient principalement chez des individus prédisposés ou chez ceux qui n'ont pas reçu, dès le début, de soins suffisants.

Chez d'autres malades, l'inflammation se développe dans la cornée d'abord : celle-ci présente une infiltration plastique ou purulente dont les produits sont versés dans la chambre antérieure et constituent l'*hypopion ;* il se développe en même temps de l'iritis, annoncée par les douleurs périorbitaires, de l'irido-choroïdite, la pupille se déforme, les membranes profondes se modifient, la cornée reste absolument opaque; le malade perd la vue de ce côté, mais le globe oculaire lui reste. Ce second mode de terminaison, à peu près aussi fâcheux que le précédent, est plus fréquent aussi.

Nous devons encore songer à un autre genre d'accidents, qui est le développement d'une cataracte traumatique dans les cas où le corps vulnérant a déchiré la capsule du cristallin ; le malade souffre à peine, les troubles objectifs sont insignifiants, mais la vision s'altère peu à peu, et l'on arrive à constater l'opacité du cristallin. Notre malade n'est pas à l'abri de cette complication, car il nous est impossible d'affirmer que son cristallin n'a pas été blessé.

Le traumatisme oculaire expose enfin, Messieurs, à un autre danger, un des plus graves, en ce qu'il est en même temps plus insidieux. Retenir ce tableau symptomatique : les accidents ont paru assez légers au début, très-légers : après une réaction inflammatoire médiocre, qui paraît avoir cédé, la guérison semble complète, la vue est à peu près normale; mais peu à peu la vision s'altère, l'iris change de couleur, la forme de la pupille se modifie, puis surviennent des douleurs circumorbitaires annonçant l'existence de l'iritis et l'irido choroïdite chroniques, dont on ne tarde pas à constater les désordres à l'ophthalmoscope. Enfin, l'œil finit par s'atrophier et la vue par se perdre complétement.

Bien plus, le danger ne menace pas uniquement l'œil atteint par le traumatisme, et l'œil sain lui-même peut être compromis. Le développement de l'iritis et de l'irido-choroïdite, l'irritation du corps ciliaire résultant des tractions continuelles exercées sur l'iris dans les mouvements incessants de cette membrane, peuvent entraîner dans l'autre œil l'apparition de l'ophthalmie sympathique, et par suite la perte de la vue de ce côté, si l'on n'arrête le développement de cette dernière complication par un traitement énergique (iridectomie ou ablation de l'œil).

J'ai eu dernièrement l'occasion de vérifier sur un jeune malade la réalité de ces faits : la cornée avait été perforée et l'iris enclavé dans la plaie ; celle-ci s'était cicatrisée et la guérison paraissait complète mais, malgré mes avis, les parents négligents laissèrent se développer, sans y prendre garde, la série des accidents que je viens de vous signaler. Lorsqu'ils me ramenèrent l'enfant, non-seulement la vue était entièrement perdue, mais encore l'œil sain commençait à être atteint d'ophthalmie sympathique. Fort heureusement pour ce petit malade, l'iridectomie suffit à ce moment pour enrayer la marche des accidents.

Ce qui précède est de nature à vous démontrer combien il importe de s'opposer, dès le début, aux accidents dont les suites sont si graves, et comme la hernie de l'iris est la cause de tous ces accidents c'est contre elle que vous devrez agir. Il n'est pas impossible, au premier moment, dans certains cas favorables, d'obtenir la réduction de cette hernie soit par des frictions légères à travers les paupières, soit plus directement au moyen d'un stylet ou d'une curette avec laquelle on repousse la partie herniée de l'iris entre les lèvres de la plaie cornéale.

D'autres moyens moins violents, mais souvent très-efficaces, peuvent être mis en usage : ils consistent à utiliser, pour la réduction de l'iris, l'action des alcaloïdes qui agissent sur les fibres musculaires de l'iris. L'atropine qui attire vers la périphérie la petite circonférence de l'iris et fait contracter les fibres radiées, tend à dégager les portions centrales du diaphragme.

Mais il importe de vous faire remarquer que dans certains cas, l'emploi de l'atropine ou des mydriatiques serait plus nuisible qu'utile. Lorsque la hernie de l'iris siége

sur une partie de la membrane voisine de sa grande circonférence, il est facile de concevoir que la contraction des
fibres radiées ne peut avoir aucun effet pour dégager la
portion herniée et ne pourrait que faciliter la persistance
de l'enclavement. Dans ce cas, il faut employer l'ésérine
qui fait contracter les fibres circulaires et tire vers le centre la partie marginale de l'iris. Si les tentatives de réduction immédiate ont échoué, il vous sera permis d'exciser
avec de fins ciseaux courbes la portion herniée de l'iris,
et quelquefois les tentatives qui avaient échoué précédemment pour obtenir la réduction, seront couronnées de succès après cette petite opération.

Je tiens tellement à obtenir ce premier résultat, la réduction de l'iris, et j'estime qu'il est d'une telle importance,
que je n'hésite pas à vous conseiller l'emploi du chloroforme
surtout chez les enfants qui ne laissent pas facilement examiner l'œil et dont les mouvements gêneraient les manœuvres de réduction. Lorsque vous aurez réussi à vaincre
l'enclavement de l'iris, le meilleur traitement consistera
dans l'emploi du bandeau compressif qui facilitera la cicatrisation de la plaie de la cornée.

Mais si, comme c'est le cas chez notre malade, vous êtes
appelés quelques jours après l'accident, alors que l'inflammation s'est développée, la réduction de l'iris ne doit plus être
tentée, car vos efforts resteraient inutiles et pourraient
même devenir dangereux. Vous devez mettre tous vos soins
à modérer les phénomènes inflammatoires et à prévenir
les accidents dont je vous ai parlé. Les mydriatiques seront
alors indiqués à cette période à peu près dans tous les cas,
mais uniquement pour conserver la pupille dilatée et diminuer la tension intra-oculaire.

QUINZIÈME LEÇON.

**Diagnostic d'une tumeur du testicule.—Hématocèle.
Sarcome.**

Messieurs,

Vous me verrez tout à l'heure pratiquer la castration sur un malade âgé de 30 ans, couché depuis peu dans nos salles. Cet homme porte une tumeur volumineuse des bourses : le début remonte à deux années. Sans cause connue, le testicule gauche présenta dès cette époque une augmentation graduelle de son volume : c'était bien la glande elle-même, si l'on peut s'en rapporter aux renseignements fournis par le malade, qui grossissait avec rapidité, sans le gêner toutefois autrement que par son poids. En fait, il n'a songé que tout récemment à demander un traitement chirurgical. Nous constatons aujourd'hui la présence d'une tumeur certainement plus volumineuse que les deux poings réunis, qui remplace dans le scrotum le testicule gauche. La forme de cette masse, dont le volume est stationnaire depuis un mois, est allongée verticalement, son extrémité supérieure est plus volumineuse que l'inférieure. Elle est recouverte par les téguments du scrotum qui ont conservé leur intégrité et sont mobiles malgré la distension qu'ils subissent. Tout au plus la circulation veineuse est-elle anormale en certains points de leur épaisseur. Ces téguments glissent sur une tumeur dont la surface est lisse et régulière, la consistance uniformément ferme et élastique : ces caractères généraux contrastent avec deux particularités dont nous aurons à tenir grand compte tout à l'heure ;

il existe en effet d'une part, en avant et sur un point limité, une portion rénitente où l'on perçoit une apparence de fluctuation, et d'autre part on trouve à la partie postéro-interne quelques inégalités dues à la présence, à la surface de la tumeur, d'une série de petits noyaux irréguliers, très-adhérents à la masse totale, mais d'une consistance différente. Ces noyaux, au nombre de trois, étagés en série longitudinale, ont le volume d'une noisette ; leur consistance est fibro-cartilagineuse.

En outre, la tumeur n'est pas douloureuse, ni spontanément, ni lorsqu'on la comprime ; toutefois en un point limité, à l'extrémité inférieure, la pression développe une légère douleur analogue à celle que produit la compression du testicule resté sain.

Le développement rapide de cette tumeur ne semble pas avoir eu de retentissement sur la santé générale de cet homme qui est encore vigoureux et bien portant ; tout au plus a-t-il un peu maigri.

En revanche, l'étude de ses connexions avec les organes de la région devait nous fournir des données importantes. Vous n'ignorez pas, Messieurs, de quelle utilité pour le diagnostic d'une tumeur des bourses, est la notion des rapports qu'elle affecte d'une part avec le cordon testiculaire, de l'autre avec la glande séminale elle-même. Or, cette tumeur est nettement isolée du cordon. Celui-ci est certainement augmenté de volume, mais il ne contient aucun prolongement : la masse se termine brusquement par une surface arrondie à quelque distance de l'anneau inguinal ; les éléments du cordon viennent s'y implanter en quelque sorte perpendiculairement : leur augmentation de volume peut s'expliquer d'ailleurs par le poids de la tumeur et par les tiraillements qu'elle leur communique.

Ce premier point établi, nous devions rechercher si le testicule faisait partie de la tumeur. s'il la constituait ou s'il lui était simplement juxtaposé.

Vous avez pu vous en convaincre, il est à peu près impossible de déterminer quel point de cette masse régulière et uniforme englobe le testicule : il semble bien à la vérité que, vers la partie inférieure la pression détermine une sensation subjective particulière, mais il n'est permis de rien affirmer à cet égard. Ce ne pourrait être tout au plus qu'une portion de la glande, car il est permis d'affirmer que l'ensemble de la masse est une tumeur testiculaire, ou tout au moins une tumeur en rapport immédiat avec la glande séminale.

Le mode d'évolution, l'indolence persistante, ne permettent pas de penser un seul instant aux différentes affections inflammatoires aiguës ou chroniques du testicule : nous sommes en présence d'une tumeur, dans le sens rigoureux du mot. Cette tumeur est-elle solide ou liquide ?

Les caractères auxquels se reconnaissent la plupart des tumeurs liquides des bourses sont, vous le savez, la rénitence qui exclut plus ou moins la fluctuation, et la transparence ; or, nous ne trouvons ici qu'une élasticité que l'on peut nommer une pseudo-fluctuation, et la transparence fait absolument défaut. Nous ne sommes pas cependant en droit d'éliminer de la discussion par ce fait seul les tumeurs liquides. Vous n'ignorez pas, en effet, Messieurs, que certaines hydrocèles à parois épaisses ne fournissent qu'une fluctuation obscure, que d'autres sont opaques en vertu de la coloration de leur liquide.

Nous touchons ici au point difficile du diagnostic de certaines tumeurs testiculaires : le défaut de fluctuation et de transparence appartiennent en propre à une de ces tumeurs, constituée cependant par du liquide principalement, je veux parler de l'hématocèle qui succède à la vaginalite chronique par l'intermédiaire d'un traumatisme dans certains cas. L'inflammation chronique de la tunique vaginale, condition première de l'hématocèle, transforme la séreuse en une coque charnue résistante dont l'épaisseur peut atteindre deux centimètres, et dans la composition de laquelle entrent parfois des îlots cartilagineux et même des portions calcifiées : le contenu est un liquide séro-sanguinolent. Vous concevez de reste, Messieurs, que cette tumeur liquide ne présente ni fluctuation ni transparence, et que l'on doive par suite y penser avant d'affirmer la nature solide d'une production, sur la simple constatation de ces deux caractères négatifs. La ponction exploratrice est alors l'unique ressource.

Dans le cas particulier, je présume qu'il ne s'agit pas d'une hématocèle, en me fondant sur l'absence de douleur qui exclut la vaginalite chronique et sur l'absence du moindre traumatisme, sans lequel on n'observe guère d'hématocèle. — D'ailleurs, la paroi d'une pareille hématocèle serait plus dure et plus résistante que la surface de notre tumeur. En effet, vous vous rappelez que cette tumeur est de consistance élastique, pseudo-fluctuante, charnue en un mot : *il semble qu'elle résiste par sa masse, tandis qu'une hématocèle ne résiste que par l'épaisseur et la raideur de sa coque.* Il en résulte à mes yeux ce fait que la pseudo-fluctuation plaide précisément en faveur d'une tumeur solide contre une tumeur kystique uniloculaire.

La ponction pourrait décider en dernier ressort et il serait téméraire de se prononcer avant d'y avoir eu recours. Or, cette ponction a été faite déjà il y a quinze mois, au dire du malade ; il n'est sorti que quelques gouttes de sang fourni par les vaisseaux traversés. C'était donc une tumeur solide dès le début.

Parmi les tumeurs solides, il en est qui n'atteignent jamais le volume de la nôtre : le testicule syphilitique en particulier ne saurait nous arrêter un instant. Il en est de même du testicule tuberculeux. En revanche, ce développement rapide et considérable appartient spécialement aux tumeurs malignes du testicule, sarcome et encéphaloïde. Je ne citerai que pour mémoire le squirrhe du testicule, nié par certains auteurs bien qu'il en existe dans la science des exemples irrécusables : mais dans ces cas la tumeur était dure et petite, inégale, de consistance pierreuse.

Ainsi, Messieurs, l'examen se concentre sur la distinction du sarcome et du cancer encéphaloïde. Malheureusement, dans l'état actuel de nos connaissances, on ne dispose d'aucune donnée certaine qui permette cette distinction ; l'histologie est d'ailleurs à cet égard presque aussi dépourvue que la clinique. En effet, les caractères anatomiques attribués spécialement à chacune des deux variétés sont bien peu tranchés : entre la structure du sarcôme proprement dit et celle du sarcôme encéphaloïde, il y a une foule d'intermédiaires qui semblent autoriser en clinique à ne voir dans le second qu'une variété du premier. Retenez seulement que le mot d'encéphaloïde s'applique à une variété fréquente de sarcôme à consistance spéciale.

La consistance de la tumeur que nous avons étudiée sur notre malade, où vous vous rappelez que nous constations une apparence de fluctuation, peut nous porter à admettre cette variété encéphaloïde : mais la même sensation peut être fournie par une autre variété qui est *le sarcôme kystique*, sur lequel vous trouverez également les théories histologiques les plus opposées. A l'œil nu, ces tumeurs présentent comme particularités de structure, de nombreuses lacunes kystiques, décrites également dans la composition de certaines tumeurs de l'ovaire.Cette variété a été interprétée en clinique aussi diversement qu'au point de vue histologique : Astley Cooper, en particulier, a eu le tort de la présenter comme bénigne, tandis que l'on sait aujourd'hui qu'elle ne le cède en rien à l'encéphaloïde sous le rapport de la malignité.

Cette insuffisance des notions nécessaires à la précision du diagnostic limite de la sorte nos investigations. S'il est permis, comme je le pense, d'affirmer que la tumeur de notre malade est constituée par une dégénérescence maligne du testicule, il est impossible de décider si cette production mérite le nom de sarcôme ou celui d'encéphaloïde. Tout au plus peut-on incliner, sans preuve absolue, vers l'idée d'un sarcôme kystique en se fondant sur la marche lente de la maladie, sur la forme régulière de la tumeur, sur l'absence de bosselures, sur sa consistance uniforme et sa pseudo-fluctuation, sur l'intégrité absolue des enveloppes du scrotum qui n'offrent aucune adhérence, enfin sur la présence de ces îlots durs, formés par des noyaux cartilagineux que l'on observe plus particulièrement dans les sarcomes kystiques.

L'incertitude, contenue dans ces limites, est d'ailleurs,

Messieurs, sans conséquences fâcheuses pour le malade. Le pronostic et par suite les indications du traitement ne seraient nullement modifiés par la notion exacte de la variété de *tumeur maligne solide du testicule*. Cette dénomination me semble propre à vous faire apprécier le degré de gravité de l'affection que nous avons à combattre : elle est comparable à la gravité du cancer de l'œil ; comme ce dernier, le cancer du testicule récidive fatalement. Après l'ablation, on ne tarde pas à assister à l'envahissement rapide de la chaîne des ganglions lymphatiques qui s'étendent du pelvis à la partie supérieure du thorax, et la constance de cette terminaison fatale est telle, qu'il est permis de suspecter les rares exemples de guérison que l'on trouve relatés dans les auteurs : l'origine doit en être attribuée, soit à une erreur de diagnostic, soit à l'existence réelle d'une variété spéciale, moins grave, mais absolument indéterminée si toutefois elle existe. Ces faits n'ont pas été rigoureusement mis en regard des cas terminés par la mort, de sorte qu'il n'existe aucune statistique sur laquelle on puisse se fonder pour accepter ou rejeter l'idée de l'intervention. En l'absence de toute contre-indication formelle fournie par des chiffres, je pense que l'excellent état général du malade et l'absence complète d'envahissement ganglionnaire actuel sont encore de nature à légitimer la castration.

Cette opération est pratiquée de suite, par la méthode ordinaire : les vaisseaux du cordon et quelques grosses veines émanées de la tumeur sont fermés par des pinces à pression à mesure qu'ils sont divisés. L'hémorrhagie est insignifiante. *La tumeur est un sarcome kystique dont l'examen histologique sera fait par M. Duret.*

SEIZIÈME LEÇON.

Diagnostic et pathogénie de l'inflammation de la glande sous-maxillaire. — Accidents de la lithiase salivaire.

Messieurs,

L'occasion nous est offerte aujourd'hui de faire l'étude clinique d'une affection de la glande sous-maxillaire dont les exemples ne sont pas très-fréquents et qui, par conséquent, peut donner lieu à une erreur de diagnostic. Notre malade, âgée de 24 ans, raconte qu'elle ressentit subitement, il y a 7 mois, une vive douleur sous la langue, au début d'un repas, au moment où elle mangeait du potage ; c'était une sensation de picotement limitée au côté droit du plancher de la bouche. Elle crut sentir un corps étranger saillant à la surface de la muqueuse ; mais elle n'en peut spécifier ni la nature ni le siége précis : il est permis de croire qu'elle se trompait. La sensation n'en persista pas moins les jours suivants, puis elle disparut à peu près complétement ; mais trois mois plus tard, la malade fut prise d'un gonflement douloureux de la région sous-maxillaire droite, bientôt suivi d'un écoulement notable de pus dans la bouche. Ces accidents aigus ne durèrent qu'une dizaine de jours et la malade ne conserva qu'une légère douleur, toujours au même niveau, au côté droit du frein de la langue.

Il y a 10 jours environ, le même ensemble symptômatique vint de nouveau surprendre la malade : il se développa rapidement une tuméfaction inflammatoire et douloureuse de la région sous-maxillaire, accompagnée d'une fièvre assez vive que la malade conserve encore : les troubles fonctionnels portent sur la mastication et la déglutition entravée par le gonflement œdémateux du plancher de la bouche. La langue est soulevée et la parole est mal articulée.

L'examen direct, fait constater à première vue dans la région sous-maxillaire une tuméfaction dont les limites sont assez nettement circonscrites: par la palpation, on découvre l'existence d'une tumeur dure, assez régulière, plus grosse qu'un œuf de poule et d'une forme analogue, étendue selon son grand axe de l'angle de la mâchoire jusqu'au milieu de la moitié droite du corps de l'os. Au-devant d'elle, la peau est absolument normale, ni rouge ni adhérente : le tissu cellulaire n'est nullement infiltré : cependant cette région est le siége d'une élévation notable de la température. L'absence de toute inflammation superficielle dans cette tuméfaction à marche rapide, évidemment inflammatoire, constitue un phénomène important et d'une grande utilité pour le diagnostic. Cette masse, que l'on ne peut toucher sans développer de la douleur, est intimement adhérente aux plans profonds de la région sous-maxillaire, et semble même s'enfoncer contre la partie interne du corps de l'os; elle est enfin d'une dureté remarquable, presque pierreuse en certains points, plus saillants, placés à la partie antérieure. Cette exploration est difficilement supportée par la malade parce qu'elle exagère les douleurs spontanées qui sont elles-mêmes très-pénibles.

Du côté du plancher de la bouche, c'est surtout un sentiment de gêne et de plénitude que ressent la malade : si on lui fait écarter les arcades dentaires autant que le permettent la douleur et le gonflement, on constate que toute la muqueuse sublinguale est tuméfiée par l'œdème, surtout prononcé du côté droit qui est le siége d'une rougeur inflammatoire. Je ne reviendrai pas sur les troubles fonctionnels; les accidents généraux sont peu graves, tout au plus existe-t-il un léger embarras gastrique.

La marche de cette affection et les caractères principaux qui la révèlent ne peuvent laisser aucun doute sur sa nature inflammatoire ; mais vous n'ignorez pas que le phlegmon peut se développer dans cette région sus-hyoïdienne sous plusieurs influences très-différentes, puisque son point de départ est, selon les cas, dans les ganglions lymphatiques, dans le périoste du maxillaire, ou dans la glande salivaire sous-maxillaire. Cette dernière origine est de beaucoup la plus rare : ce sont des adénites ou des périostites que l'on observe dans la majorité des cas, aussi commencerons-nous par elles dans l'étude que nécessite le diagnostic du cas particulier.

La *périostite sous-maxillaire*, affection très-commune comme la carie dentaire dont elle procède le plus souvent, ne peut être méconnue, grâce précisément à l'existence antérieure de la carie d'une des dents correspondantes. En effet, dans ces cas, l'inflammation propagée d'abord à la pulpe dentaire, la pulpite, s'est annoncée par des crises de douleurs auxquelles on ne se trompe pas ; plus tard, le périoste alvéolo-dentaire se prend à son tour. Si l'inflammation reste limitée et ne déborde pas au loin l'alvéole, les accidents se bornent le plus souvent, outre les douleurs, à l'apparition rapide de ce gros œdème aigu, occupant la joue, ou la région sous-maxillaire selon que la dent malade appartient à l'arcade supérieure ou à l'inférieure, œdème que l'on connaît sous le nom vulgaire de *fluxion.* Tout disparaît en très-peu de temps quand il en est ainsi. Mais que la périostite s'étende au loin et se propage selon les deux faces de l'os, constituant la périostite totale d'une des moitiés du maxillaire, la marche des accidents sera bien différente.

S'il s'agit du maxillaire inférieur, on assiste alors au développement d'une tuméfaction inflammatoire et non simplement œdémateuse, occupant toute la région sous-maxillaire d'un côté. Un de nos malades, couché au n° 43, nous fournira, au surplus, un exemple complet de cette complication de la carie dentaire. Cet homme porte au fond de la bouche une dent cariée, c'est la dent de sagesse, profondément

excavée: déjà, il y a huit mois, il a été pris d'un gonflement
énorme au niveau de l'angle de la mâchoire. Cette périostite a suppuré et le pus s'est écoulé par la cavité buccale.
La cause de ces accidents est évidente, et d'ailleurs l'affection porte avec elle un caractère qui permet de la distinguer : la tuméfaction extérieure est diffuse, et l'on ne peut
circonscrire profondément, comme chez notre première
malade, une masse dure que l'œdème n'englobe pas.
Chez elle en effet, je le répète, outre qu'il n'existe pas de
dent cariée, on n'observe rien de cet œdème superficiel,
diffus, auquel participe le tissu cellulaire sous-cutané dans
le cas de périostite étendue : nous pouvons en conclure
au rejet de la périostite. Est-ce davantage une adénite
aiguë?

L'*adénite aiguë* de la région sous-maxillaire ne le cède
guère en fréquence à la périostite : la cause en est d'ailleurs
la même dans bien des cas et vous n'ignorez nullement la
fréquence de l'adénite, subaigue ou chronique, d'origine
dentaire. Ceci est un premier motif pour éliminer l'adénite,
mais il ne manque pas d'autres raisons. Toujours le malade que vous verrez atteint d'adénite sous-maxillaire a
commencé par découvrir dans cette région l'existence d'un
petit corps arrondi roulant sous le doigt, douloureux à la
pression ; en peu de temps le volume s'accroît, la petite
tumeur s'immobilise en s'entourant d'un empâtement inflammatoire caractéristique auquel participent le tissu cellulaire et la peau, puis la résolution s'effectue ou la suppuration s'annonce et tend à se faire jour au dehors.

Vous n'observez rien de semblable chez notre malade : le
debut de son mal remonte à huit jours ; déjà l'évolution
d'une adénite aigue aurait démasqué des caractères qui
font absolument défaut ici : ces caractères sont ceux de
l'adéno-phlegmon ou périadénite qui envahit si complète-
ment les différentes couches de la région, qu'au bout d'un
certain temps il est impossible, à moins de s'aider des
commémoratifs, de se prononcer entre une adénite et
un phlegmon primitif du tissu cellulaire. L'intégrité du tissu

cellulaire nous est encore ici garante qu'il ne s'agit pas d'une adénite plus que d'une périostite.

Nous restons donc en présence de la troisième alternative : l'état extérieur de la région sous-maxillaire, remarquez-le, nous a seul guidés jusqu'ici dans cette exclusion des deux autres. L'intégrité du tissu cellulaire permet d'affirmer que l'inflammation est circonscrite dans la loge aponévrotique de la glande sous-maxillaire : l'étude des signes physiques et des troubles fonctionnels observés du côté du plancher de la bouche va maintenant confirmer la légitimité de cette interprétation. Les accidents accusés par la malade du côté de la cavité buccale nous amenaient à rechercher l'état de l'excrétion salivaire ; d'autre part, vous vous souvenez que la malade a constaté nettement, il y a trois mois, un écoulement de pus sur le plancher de la bouche. Aujourd'hui toute la muqueuse de ce plancher, du côté droit, est rouge et boursouflée : l'orifice du canal de Wharton apparaît, assez largement ouvert, au centre d'une petite éminence, sur le côté du frein de la langue. La pression sur le trajet du conduit excréteur, ou mieux encore sur la glande sous-maxillaire tuméfiée, fait sourdre immédiatement une goutte de pus par l'ostium umbilicale ; le diagnostic ne peut être plus évidemment confirmé. Toutefois, cette expérience ne peut se reproduire indéfiniment, et si l'on observe la malade quelque temps après cette évacuation forcée du pus, la pression ne fait plus sourdre de liquide purulent : l'absence de cette donnée pathognomonique dérouterait si l'on ne se fondait, dès l'abord, ainsi que vous m'avez vu le faire, sur les caractères extérieurs, constants, de la tuméfaction sous-maxillaire, je veux parler de la circonscription nette de la tuméfaction et de l'absence d'œdème, pour n'y plus revenir.

Notre malade est donc atteinte d'inflammation suppurative des canaux de la glande sous-maxillaire. Cette affection n'est pas commune et l'on observe plus fréquemment son analogue à la glande parotide, en tout comparable, d'ailleurs, vous le savez, à la glande sous-maxillaire, au double point de vue de la structure et de la fonction. Cependant,

M. Crouzet, dans une thèse soutenue récemment (1874),
a pu en réunir plusieurs exemples, observés chez des vieil-
lards et dans le cours de maladies générales graves. Un
de ces faits en particulier a pu être suivi par M. Lannelon-
gue sur un vieillard de Bicêtre atteint de pneumonie. Cette
étiologie n'est pas la plus habituelle. Plus souvent, au contraire, cette inflammation suppurative est due à une irritation locale déterminée par la présence dans les canaux ex-
créteurs de la glande, de corps étrangers, soit introduits
accidentellement de l'extérieur, soit formés à l'intérieur par
l'accumulation de dépôts salivaires. Les premiers s'observent bien rarement chez l'homme ; chez certains animaux,
en revanche, chez les ruminants, par exemple, on a souvent l'occasion de constater cet accident : le genre de nour-
riture et la disposition du conduit excréteur rendent
compte de cette différence. Toutefois l'homme n'est pas
absolument à l'abri : les faits consignés par M. Claudot dans
un mémoire spécial sur ce sujet (*Archives générales de
médecine*, 1874), en font foi : il s'agit dans ces cas de corps
rigides et effilés, comme sont les arêtes de poissons, les
soies de sanglier, les épillets de graminées. Mais si l'on
veut remarquer que les accidents consécutifs à leur introduction ne se prononcent en général avec quelque intensité que par suite du dépôt consécutif à leur surface de concrétions salivaires, on en revient à confondre cette première classe de corps étrangers avec ceux dont il nous
reste à parler, c'est-à-dire avec les calculs nés sur place en
un point quelconque du système caniculaire de la glande.

Dans le cas particulier l'inflammation suppurative est
évidemment calculeuse. Je ne m'attacherai pas à rechercher si le corps étranger s'est formé de toutes pièces dans
la glande, ou s'il a pour noyau une particule alimentaire entrée par l'ostium umbilicale, ce qui est peu probable, mais
possible à la rigueur. Il est plus intéressant d'en rechercher
le siége exact. Tantôt en effet le calcul, formé dans un des
culs de sac glandulaires, s'y maintient ; tantôt il s'engage
dans le canal de Wharton : les accidents sont identiques dans
les deux cas. Sa présence dans le conduit excréteur est

compatible avec l'écoulement de pus par l'ostium umbilicale, car les calculs salivaires sont parfois creusés d'une gouttière parallèle à l'axe du conduit qu'ils distendent : ainsi sont prévenus les accidents de rétention de la salive et du pus. On ne peut donc affirmer l'engagement et la présence d'un calcul dans le canal de Wharton que d'après deux notions plus directes, fournies par l'examen à l'aide du doigt et par le cathétérisme. J'ai pu parcourir avec la pulpe de l'index le trajet du conduit sans percevoir les signes fournis par la présence d'un calcul : d'autre part l'introduction d'un stylet de Bowman dans toute sa longueur permet d'affirmer sa perméabilité : le corps étranger siége donc vraisemblablement dans la portion glandulaire où la constatation de sa présence devient plus délicate. Vous n'ignorez pas en effet, Messieurs, que la lithiase salivaire, au même titre que la lithiase rénale, peut n'être constituée que par la formation de corpuscules sous l'aspect d'un sable salivaire : les accidents sont les mêmes, mais la constatation est presque impossible.

Cependant, chez notre malade, une particularité notée plus haut semble nous permettre d'affirmer la présence de concrétions pierreuses au sein de la glande : vous vous rappelez que la tumeur sous-maxillaire, lisse dans son ensemble, présente à sa partie antérieure deux ou trois saillies dures et inégales au niveau desquelles la pression retentit plus douloureusement. Je ne suis pas éloigné d'y reconnaître l'indice de la présence, à ce niveau, de calculs véritables qui entretiennent à distance l'inflammation canaliculaire, puisque là se bornent, à l'heure actuelle, les accidents, chez notre malade.

Il importe de prévoir l'évolution ultérieure de cette affection. Cette évolution est jusqu'à un certain point comparable à celle de la lithiase biliaire ou rénale, et les auteurs ont même décrit sous le nom de *colique salivaire* un phénomène qu'ils ont observé dans certains cas, et qu'ils rapprochent de la colique hépatique ou néphrétique. De même que ces dernières sont déterminées par le passage d'un calcul dans un conduit excréteur destiné seulement à l'écoulement d'un liquide, de même la colique salivaire doit son nom à l'engagement dans le canal de Wharton d'un calcul qui le distend. Ce calcul peut apparaître à l'ostium umbilicale : ce mode d'élimination s'est présenté à mon observation. J'ai pu extraire, à l'aide d'un débridement peu étendu un calcul de la grosseur d'un grain de chenevis, visible en partie à l'orifice du canal de Wharton, ce qui n'a pas empêché les mêmes accidents de se reproduire huit ans plus tard. J'ai retrouvé à cette époque sur mon malade le même ensemble symptomatique que chez la malade dont nous nous occupions tout-à-l'heure. Cette fois le calcul était plus volumineux et sa présence, dans le conduit excréteur, avait déterminé une rétention considérable de pus et de salive en arrière de lui dans la glande.

C'est là le mode d'évolution des accidents liés à la lithiase salivaire : notre malade actuelle y reste exposée.

Toutefois le calcul peut s'éliminer avant d'avoir parcouru toute la longueur du canal de Wharton : il peut le perforer dans son parcours à travers le plancher de la bouche, par ulcération. Il n'est pas impossible même qu'il tende à marcher vers l'extérieur sans suivre le système des canaux de la glande : retenu au milieu des lobules, il peut en provoquer la destruction suppurative, perforer par le même processus l'aponévrose, et se faire jour dans le tissu cellulaire de la région : c'est alors un phlegmon sous-cutané que l'on observe, mais ce fait est rare. Dans la majorité des cas, le calcul suit la marche de la salive, ou se maintient au point où il s'est développé, entraînant le retour irrégulier d'accidents analogues à ceux que nous observons aujourd'hui. Leur persistance et la fréquence de leur retour peuvent même nécessiter une intervention sérieuse : dans un cas de ce genre mon collègue et ami M. F. Terrier a dû pratiquer l'extirpation de la glande. Cette conduite est justifiée, à mon avis, dans certains cas, lorsqu'on n'a plus d'autre ressource.

Mais, chez notre malade, on ne saurait songer à une semblable opération. Il est probable que les accidents vont se calmer sous l'influence du repos et d'un traitement antiphlogistique, mais il est probable aussi qu'ils se montreront de nouveau, après un temps indéterminé, jusqu'à l'élimination du calcul, soit par le conduit de Wharton, soit par une voie accidentelle.

La malade a quitté l'hôpital quelques jours plus tard, ne souffrant plus, mais conservant encore un noyau très-dur, douloureux à la pression, manifestement constitué par une portion de la glande sous-maxillaire.

DIX-SEPTIÈME LEÇON.

Ostéo-périostite de la caisse du tympan. — Extension aux cellules mastoïdiennes et à la surface externe du temporal. — Diagnostic. — Pathogénie. — Complications. — Traitement. — Trépanation de l'apophyse mastoïde.

Messieurs,

Vous vous rappelez avoir vu, il y a un instant, dans la salle des hommes, un malade atteint d'une affection sérieuse de l'oreille droite. Cet homme, âgé de 35 ans, exerce la profession pénible de forgeron ; le début de son mal remonte à cinq mois. A cette époque, il fut pris d'une douleur d'oreille assez vive, qui devint graduellement excessive et continuelle. Cette douleur, siégeant dans l'oreille droite, s'accompagnait de sifflements, de bourdonnements, en même temps que l'acuité de l'ouïe diminuait du même côté.

La cause première de ces troubles fonctionnels reste chez lui assez obscure. Vous n'ignorez pas combien il est fréquent de voir l'inflammation du pharynx et des fosses nasales se propager par la trompe jusqu'à l'oreille moyenne et donner lieu à des accidents semblables à ceux-ci. Or, au début de la maladie, cet homme était en parfaite santé et ne présentait aucun signe d'angine ou de coryza. L'absence de douleur n'exclut pas l'existence de lésions, puisque les manifestations syphilitiques, si fréquentes à la gorge, restent indolentes. Mais le malade n'est pas syphilitique et ne présente du côté de la gorge aucune trace de lésions de cette nature. Nous en sommes, par suite, réduits à n'invoquer pour cause des accidents initiaux qu'un simple refroidissement qu'il est permis d'admettre, si l'on considère que notre malade travaille en plein air et reste constamment exposé aux intempéries.

Quoi qu'il en soit, cinq semaines après l'apparition de la douleur et des bourdonnements qui ne firent que se prononcer graduellement davantage, le malade fut pris de fièvre et de malaise général ; la douleur s'étendit de l'intérieur de l'oreille à la région rétro-auriculaire, il remarqua même un gonflement notable correspondant à toute la portion du temporal qui entoure le conduit auditif externe.

Déjà, la fonction auditive était abolie de ce côté et les douleurs étaient devenues intolérables depuis quelques jours, lorsqu'il se fit une détente momentanée en même temps que s'établissait un écoulement de pus abondant et très-fétide par le conduit auditif : la rupture de la membrane du tympan venait de permettre l'évacuation du pus retenu dans la caisse. Le malade toléra sa position quelque temps encore, puis, il y a deux mois, inquiété par la persistance des douleurs et l'abondance de l'écoulement purulent, il prit le parti d'entrer à l'hôpital Saint-Antoine, où il fit un séjour de deux mois, pendant lequel il n'a obtenu qu'un soulagement relatif, d'un traitement dirigé contre l'écoulement seul, et consistant en injections d'eau tiède pratiquées avec une petite seringue en verre ; il a quitté l'hôpital pour venir réclamer nos soins.

Afin d'examiner complétement toutes les régions qui avoisinent l'oreille, nous avons fait raser le côté correspondant de la tête. Il devient ainsi facile de constater un gonflement considérable de toutes les régions péri-auriculaires ; le pavillon de l'oreille, éloigné de ses attaches, paraît comme détaché de la tête : ce gonflement a son maximum sur l'écaille du temporal et sur la face externe de l'apophyse mastoïde. Vous avez pu constater que cette tuméfaction résiste au doigt partout d'une façon égale : nulle part, il n'existe de ramollissement ni de fluctuation. Cependant, au niveau de l'apophyse mastoïde, immédiatement en arrière du pavillon de l'oreille, la peau est déjà légèrement altérée : je vous y ai fait remarquer de la rougeur et une vive sensibilité à la pression. J'appelle, dès maintenant, votre attention sur ce point d'élection du maximum de la douleur et de la pression ; vous pourrez en apprécier tout-à-l'heure, l'importance pour le diagnostic. Les douleurs spontanées présentent aussi des caractères particuliers que vous devez connaître : elles reviennent à intervalles irréguliers, comme les douleurs névralgiques, par accès qui durent une ou plusieurs heures, quelquefois toute la nuit ; elles suivent exactement le trajet des branches temporales et auriculaires du nerf auriculo-temporal. Nous avons, à ce sujet, interrogé le malade avec insistance : il affirme bien nettement que ces douleurs, loin de siéger dans l'oreille, s'irradient vers la tempe d'un point commun toujours le même, situé en avant du conduit auditif externe : il est permis d'en conclure au caractère névralgique de ces douleurs spontanées. Là se bornent les renseignements fournis par l'examen des parties extérieures à l'oreille proprement dite.

L'examen direct à la lumière réfléchie n'est pas ici d'un grand secours, car il est rendu impossible par le gonflement des parties molles du conduit auditif externe. Si l'on introduit le spéculum autant que le permet ce gonflement, on trouve le conduit occupé par une grande quantité de pus de couleur verdâtre, épais et très fétide dont la stagnation détermine l'excoriation de la peau qui tapisse l'orifice externe.

Après avoir débarrassé le conduit de ce liquide qui empêche l'examen des parties profondes, on constate facilement, à une petite distance, la présence d'un autre obstacle, constitué par le gonflement de la peau qui tapisse la portion osseuse du conduit auditif externe. La tuméfaction inflammatoire est telle en ce point que les parois arrivent au contact, de sorte que la lumière du conduit n'est plus représentée que par une fente étroite limitée en avant par la paroi antéro-inférieure et en arrière par une saillie considérable de la paroi postéro-supérieure qui contribue surtout à intercepter le conduit. Il ne faut donc pas songer à explorer *de visu* l'état de l'oreille

moyenne, mais l'examen des symptômes subjectifs et fonctionnels nous permettra d'y suppléer dans une certaine
mesure.

Je vous ai déjà signalé, Messieurs, les bourdonnements
et les sifflements qui incommodaient le malade au début,
en même temps que l'affaiblissement de l'ouïe : ce dernier
trouble fonctionnel présente plus de valeur que les deux
autres, et la détermination exacte de sa portée doit nous
préoccuper maintenant.

Le malade n'entend rien si l'on obture complétement
l'oreille gauche, c'est-à-dire l'oreille saine : il n'entend pas
la montre appliquée sur l'oreille droite, collée même sur le
pavillon ou appuyée contre les os du crâne. Il n'en faudrait
pas davantage à un observateur inattentif pour lui faire affirmer que l'appareil auditif est détruit de ce côté, mais les
éléments d'un diagnostic sérieux doivent être recherchés à
l'aide d'un autre procédé que je n'indiquerai ici que brièvement. Vous connaissez tous l'utilité de l'emploi du diapason
appliqué sur les os du crâne ou de la face : ce mode d'exploration renseigne· à coup sûr dans les cas où l'oreille
moyenne, c'est-à-dire l'appareil de transmission, est seul
atteint. *Dans cette expérience , notre malade entend
mieux de l'oreille malade que de l'oreille saine :* je n'insisterai pas sur la théorie de ce phénomène qui nous permet
d'affirmer, dans ce cas particulier, l'intégrité du labyrinthe,
c'est-à-dire de l'appareil de réception des ondes sonores.
Ce dernier renseignement est précieux pour le pronostic.

Le point de départ des accidents est bien évidemment
une affection de l'oreille moyenne. De même que la photo-
phobie excessive révèle, avant tout examen, chez certains
enfants, l'existence d'une kératite, de même la persistance
d'un écoulement purulent abondant, précédé des accidents
que vous savez, ne peut appartenir qu'à l'otite moyenne
suppurative.

Bien mieux, la marche suivie par ces accidents et leur
longue durée, puisque le pus ne s'est évacué qu'au bout
de six semaines, tandis que dans les cas ordinaires la per-

foration de la membrane du tympan et l'irruption du
pus ne se font pas attendre plus de huit ou dix jours,
cette lenteur semble indiquer une variété spéciale d'otite
moyenne, l'*otite périostique*. Je vous rappellerai ici brièvement, Messieurs, que l'inflammation aiguë des parties
molles de la caisse peut suivre deux modalités principales.

Dans la première et la plus habituelle, la marche est
très-rapide : l'inflammation est limitée à la muqueuse tympanique et à celle de la trompe d'Eustache dont le calibre
s'oblitère. Le muco-pus, sécrété dès le début, ne peut trouver
d'issue, distend la membrane du tympan et en détermine
la rupture : l'évacuation qui en résulte permet le plus souvent à la guérison de se faire avec plus ou moins de lenteur, les accidents se bornent là le plus souvent. Dans
cette variété qui constitue le catarrhe purulent de la caisse,
il n'est pas impossible d'observer une propagation secondaire de l'inflammation aux couches profondes, c'est-à-
dire au périoste ; mais, dans ces cas, il s'agit d'une complication. Au contraire, dans l'autre forme, plus grave, le
mal est constitué dès le début ou très-rapidement au moins,
par une périostite véritable avec ses conséquences. Il est
à peine nécessaire de vous rappeler en vertu de quelle disposition anatomique se produisent ces accidents : vous
n'ignorez pas que la muqueuse tympanique tapisse directement le périoste, comme fait d'ailleurs la peau dans la
portion osseuse du conduit auditif externe. Ainsi, de part et
d'autre de la membrane du tympan, l'inflammation, quand
elle est trop violente, doit se propager très-rapidement au
périoste, constituant ce que l'on a nommé l'*otite périostique d'émblée*, la plus grave des otites.

Vous reconnaîtrez à première vue, Messieurs, cette otite
périostique, toutes les fois que vous rencontrerez le gonflement du fond du conduit auditif aussi prononcé, aussi résistant que vous venez de le voir chez le malade que nous
étudions ; c'est un œdème dur qui, occupant toute la périphérie ou un point seulement de la paroi, détermine l'oc-
clusion du canal. Dans ces conditions vous pouvez affirmer
que la périostite de la caisse s'est propagée à la portion

osseuse du conduit auditif externe, après déchirure de la membrane du tympan. Donc, dans le cas particulier, nous pouvons dire que notre malade est atteint d'une otite pé-riostique, et nous pouvons ajouter d'une *ostéo périostite* de la caisse et du conduit auditif osseux, car il est à peu près certain que l'os sous-jacent est lui-même enflammé.

Il importe, Messieurs, que vous connaissiez toute la gra-vité d'une pareille affection, qui, par sa tendance à s'éten-dre en surface et en profondeur, expose à des accidents très-graves, mortels même. La complication la plus com-mune et la plus bénigne est évidemment l'extension de cette périostite à toute la surface extérieure du temporal, c'est-à-dire aux portions écailleuse et mastoïdienne. Cette affection secondaire, véritable ostéo-périostite externe par propagation, se reconnaît à divers signes et suit géné-ralement la marche suivante: les régions que j'indiquais plus haut sont empâtées par un gros gonflement diffus au milieu duquel se prononce bientôt un ramollissement par-tiel, puis de la fluctuation ; un abcès s'ouvre ou est ouvert, et l'on constate la dénudation de l'os ; tout se borne à ces accidents, la plaie bourgeonne et le malade guérit plus ou moins lentement.

C'est là, je vous le disais, la plus bénigne des ostéo-pé-riostites du temporal, mais on voit survenir des accidents bien autrement graves, lorsque la propagation s'est faite à l'intérieur de l'os et que l'inflammation envahit le revête-ment périostique des cellules mastoïdiennes et les travées osseuses elles-mêmes. Dans les cas les plus graves, c'est-à-dire lorsque la propagation s'est faite au centre de l'os, de nombreux dangers surgissent, différents de nature, mais égaux en gravité. Le voisinage des méninges, du cer-veau et du cervelet, la présence du sinus latéral, du golfe de la jugulaire interne, la proximité de la carotide interne, le passage du nerf facial dans l'aqueduc de Falloppe, vous rendent parfaitement compte de la nature de ces accidents que nous ne ferons ici qu'énumérer. En premier lieu, par propagation, viennent la méningite de la base, les abcès du cerveau ou du cervelet, puis, par altération, la phlébite et l'infection purulente qui l'accompagne, les hémorrhagies par la carotide, et enfin la paralysie faciale.

La propagation de l'ostéo-périostite du conduit aux cellules mastoïdiennes n'exclut nullement celle qui peut marcher à la face superficielle de l'os : au contraire ces deux modes de propagation sont fréquemment associés ; cependant, il est fréquent de voir la simple périostite externe confondue avec l'ostéo-périostite centrale ou mastoïdienne, et traitée par la trépanation, opération dangereuse en de certaines mains, inutile tout au moins dans ces cas ou une simple incision suffirait : je suis persuadé que bien des fois l'erreur et l'opération qu'elle entraîne ont été commises dans ces circonstances.

Cependant, Messieurs, le diagnostic, le plus souvent, du moins, est bien simple : la périostite externe du temporal s'accompagne d'un gonflement considérable de la région temporale et mastoïdienne, le sillon qui sépare le pavillon d'oreille du plan de ces régions disparaît complétement ; il est conservé, au contraire, dans l'ostéo-périostite des cellules mastoïdiennes et la pression, à son niveau, ne détermine aucune douleur, tandis qu'il en existe une fort vive dans le premier cas. Je regrette de ne pouvoir vous faire vérifier cette distinction sur le malade que vous venez d'avoir sous les yeux : chez lui, les deux modes de propagation ont marché simultanément, et si l'ostéite des cellules mastoïdiennes est indubitable, en revanche le sillon auriculaire est effacé en partie, la pression y est douloureuse, et le gonflement énorme qui l'entoure ne permet pas de douter de la périostite externe : ce n'est pas un cas type. Cependant en y regardant de plus près, vous pourrez vous assurer de l'existence indépendante des deux ordres de manifestations : la périostite externe n'existe pas au niveau de l'apophyse mastoïde et le sillon est conservé entre elle et le pavillon de l'oreille : la douleur, en ce point, la rougeur de la peau et un certain défaut de résistance au doigt, sans fluctuation, révèlent l'ostéo-périostite profonde ; au contraire, à la partie supérieure, l'écaille du temporal est masquée par la périostite externe et le sillon qui sépare en haut le plan temporal du pavillon a complétement disparu.

Appliquons au sujet de ce malade les données précédentes et nous porterons le diagnostic suivant : ostéo-périostite de la caisse du tympan avec périostite externe de l'écaille du temporal et propagation aux cellules mastoïdiennes. Cette extension de l'inflammation, à la fois, en surface et en profondeur, indiquant que le temporal est malade dans une grande étendue, doit être prise en considération sérieuse au point de vue du pronostic.

Celui-ci est en effet des plus graves, et l'on doit s'entourer des réserves les plus formelles relativement à l'issue de la maladie; nous ne voyons en effet qu'une partie des lésions, tandis qu'il est à craindre qu'une propagation soit en train de se faire du côté de la base du crâne. Jusqu'ici rien n'annonce cette complication — notre malade n'a ni fièvre, ni frissons, ni vomissements — les étourdissements, les vertiges font absolument défaut — le facial est intact et aucune hémorrhagie ne s'est faite. —Jusqu'à nouvel ordre tout est donc à redouter, mais rien n'est fait. Le pronostic fonctionnel, en ce qui regarde l'ouïe, n'est pas davantage désespéré : le diapason nous a donné la certitude de l'intégrité actuelle de l'oreille interne; or, Messieurs, il n'est pas rare de voir l'affection dont je parle, quand elle est convenablement traitée, disparaître et laisser revenir l'ouïe d'une façon tout à fait inattendue, de sorte que sans rien promettre à notre malade, nous pouvons espérer pour lui le rétablissement au moins partiel de la fonction auditive.

Mais pour obtenir ces résultats et les rendre possibles, il importe de ne pas rester inactifs ; à cet égard, je puis vous affirmer que si, dès le début, le malade avait subi un traitement sérieux, le mal n'eût pas fait les progrès déplorables que nous constatons aujourd'hui. Ce traitement, je veux vous l'indiquer en deux mots. Je suppose le diagnostic bien établi : il s'agit d'une périostite externe, ou d'une ostéo-périostite des cellules mastoïdiennes. Dans le premier cas, sur le point le plus douloureux et le plus saillant, même en l'absence de fluctuation, il faut pratiquer une incision longue de 3 ou 4 centimètres, allant jusqu'à l'os, c'est-à-dire divisant le périoste : cette conduite procure au malade une détente des accidents dans l'espace de vingt-quatre heures au plus. Dans le second cas, lorsque les cellules mastoïdiennes sont atteintes, l'incision seule est impuissante : il faut traverser un os sain, la coque de l'apophyse, et conduire le plus rapidement possible une couronne de trépan au centre de la masse spongieuse. Cette opération qui met au jour le foyer d'un abcès caché sous des tissus sains est certainement une des plus belles de la chirurgie : elle est suivie de la disparition rapide de tous les phénomènes inquiétants.

Mais le diagnostic n'est pas toujours aussi facilement établi : On rencontre plus d'une fois des cas obscurs où l'on ne peut décider si la périostite externe masque ou non l'ostéite des cellules : la conduite à tenir dans ces cas a été formulée par Wilde, un des premiers auristes qui aient écrit en connaissance de cause : selon le conseil de cet auteur, on doit dans ces cas procéder du simple au grave et agir d'abord contre la lésion évidente, la périostite externe. On pratique donc l'incision et l'on attend vingt-quatre heures; si les accidents persistent, on est en droit de croire à l'ostéite profonde, et d'utiliser l'incision de la veille pour l'application d'une couronne de trépan destinée à ouvrir l'apophyse mastoïde. Les résultats de l'opération, surtout dans les cas franchement aigus et rapidement graves, sont brillants et promptement salutaires.

Ici, nous sommes en présence d'une affection subaigue, presque chronique, trop étendue pour céder rapidement : en supposant même que notre malade échappe à toute complication, nous devons nous attendre à n'obtenir qu'à la longue une amélioration marquée. La périostite de l'écaille du temporal est déjà ancienne, elle a produit un dépôt de couches osseuses de nouvelle formation, et l'incision ne peut évidemment rien contre elle : nous n'agirons donc pas de ce côté. Mais l'ouverture large des cellules mastoïdiennes, nous paraît absolument indiquée. Dans ce cas, nous ne nous proposons pas d'ouvrir simplement un abcès des cellules mastoïdiennes, mais surtout de favoriser la guérison de l'ostéite, en facilitant l'écoulement du pus, en permettant les lavages de l'oreille moyenne, et en favorisant peut-être à un moment donné la sortie ou l'extraction de séquestres, car il est vraisemblable, que les travées osseuses des cellules mastoïdiennes sont dès maintenant atteintes de carie ou même de nécrose.

L'opération sera très-simple ici en raison de la friabilité de l'os ; dans les cas aigus, au contraire, quand le revêtement de tissu compacte qui limite l'apophyse mastoïde est sain encore, c'est une véritable trépanation que l'on pratique, pour laquelle on doit se servir d'un trépan approprié.

Je rejette d'une façon absolue les poinçons triangulaires et acérés dont quelques-uns se servent : ils sont presque inutiles et certainement dangereux. En effet, le siége et la direction de l'orifice à créer, sa profondeur, ne sont point indifférents. L'opération avec le trépan est des plus simples : on pratique d'abord une incision sur la face externe de l'apophyse mastoïde, à un centimètre en arrière du point d'insertion du conduit auditif cartilagineux; on rejette de part et d'autre le périoste décollé et l'on applique la couronne du trépan sur le point précis d'intersection de la ligne verticale de l'incision et d'une ligne horizontale rasant en avant la partie supérieure du conduit auditif. La direction à donner à l'instrument ne doit pas être moins rigoureusement calculée ; conduit trop en arrière, le perforateur pénètre dans le sinus latéral : cet accident est arrivé à plusieurs opérateurs et l'un d'eux n'a pas hésité à le déclarer à la Société de chirurgie : (d'autres peut-être auraient eu la même communication à faire et s'en sont dispensés). Cette direction, est exactement parallèle à celle du conduit auditif externe, c'est-à-dire oblique en avant et en dedans.

Lorsque l'ouverture sera faite, nous y engagerons un petit tube en caoutchouc destiné à maintenir l'ouverture et à pratiquer des lavages. La mise à jour de travées osseuses cariées, les injections rétrogrades qui de l'oreille moyenne chasseront le pus à l'extérieur par le conduit auditif, préviendront l'accumulation du pus et, tout en favorisant la résolution, mettront le malade en mesure de fournir à la réparation, toujours lente, des lésions de l'ostéopériostite.

OPÉRATION.— *L'incision permet de dénuder la face externe de l'apophyse qui est à peu près saine : on applique une couronne de trépan qui, après une légère résistance, s'enfonce dans une masse friable. L'écoulement sanguin qui en résulte masque la présence du pus que l'on constate cependant, bien qu'il y en ait peu. Un drain est engagé dans l'ouverture et l'injection qu'il transmet à la cavité mastoïdienne repasse largement par le méat auditif en chassant le pus devant elle.*

Nota. — (Deux mois après l'opération). Le malade a traversé une série d'accidents graves. — Des phénomènes locaux et généraux ont pu faire craindre une encéphalite chronique, puis un abcès volumineux s'est développé dans la gaîne du sterno-mastoïdien du même côté. — Après l'ouverture de cet abcès, situé très-profondément au-dessous du muscle, les phénomènes locaux et généraux se sont rapidement amendés, les douleurs de tête, la fièvre ·ont disparu, l'appétit est revenu et aujourd'hui le malade est dans un état relativement satisfaisant. Toutefois le pronostic reste toujours, comme nous l'avions indiqué précédemment, extrêmement alarmant pour l'avenir

DIX-HUITIÈME LEÇON

Paralysie radiale de cause périphérique.

Messieurs,

Je désire vous entretenir aujourd'hui d'une de nos malades qui vous offrira l'exemple d'une affection intéressante à plusieurs titres. Il y a une vingtaine de jours, cette
jeune femme, très-bien portante, après avoir travaillé toute
la matinée de son état de blanchisseuse, se trouvait à table
et tenait de la main droite une fourchette, lorsqu'elle ressentit subitement une sorte d'engourdissement de la main
et de l'avant-bras qui lui fit lâcher prise.

Depuis ce moment, l'impotence, exactement localisée à la
main droite et à l'avant-bras, persiste avec les mêmes
caractères qu'au début ; la malade n'a subi encore aucun
traitement. Elle s'est présentée à nous avec des symptômes
que vous pouvez observer encore aujourd'hui : l'avant-
bras, au repos, garde l'attitude de la demi-pronation ; la
main, pendante, est fléchie sur l'avant-bras, les doigts sur
la paume de la main ; la malade est incapable d'exécuter
volontairement les mouvements inverses, c'est-à-dire de
diriger en avant la face antérieure de son avant-bras par
un mouvement de supination ; elle ne peut davantage redresser sa main ni ses doigts. Ces désordres fonctionnels
ne reconnaissent pas d'autre cause que l'abolition de la
contractilité volontaire des groupes de muscles préposés
aux mouvements que nous voyons perdus. Il est facile de
s'assurer, par une exploration attentive de la région, que
les muscles seuls sont en cause ; la peau, le tissu cellulaire,

le squelette et les articulations jouissent d'une intégrité absolue. La malade ne ressent aucune douleur ; la lésion consiste uniquement en une abolition de la contractilité musculaire : nous devons en rechercher le siége, l'étendue et la cause.

Le bras a conservé tous ses mouvements normaux sur l'épaule ; la flexion et l'extension de l'avant-bras sur le bras sont également parfaites et la malade résiste efficacement lorsqu'on lutte contre ses efforts pour fléchir ou étendre l'avant-bras.

A l'avant-bras, l'attitude dénote une impotence des muscles préposés à la supination et à l'extension de la main et des doigts. Les muscles extenseurs de la main, les deux radiaux et le cubital postérieur ne fonctionnent plus, la paralysie des radiaux externes est démontrée en outre par la perte du mouvement d'abduction de la main ; le défaut d'abduction volontaire indique de même plus particulièrement la paralysie du muscle cubital postérieur. La paralysie des muscles qui complètent, avec les radiaux, le groupe externe de l'avant-bras, c'est-à-dire la paralysie du long et du court supinateurs, est tout aussi facile à constater ; le membre reste en demi pronation. A la vérité, la malade exécute bien un très-léger mouvement de supination, mais il suffit pour l'expliquer de se reporter à l'action du biceps dont le tendon, enroulé autour du radius quand l'avant-bras est en pronation, doit, avant de fléchir l'avant-bras, se dérouler et reporter légèrement le membre en supination.

L'action du long supinateur n'entre pour rien, vous le savez, même à l'état normal, dans les mouvements de supination: on doit rechercher d'après d'autres indices l'état de sa contractilité. Ce muscle est surtout fléchisseur de l'avant-bras sur le bras : quand l'avant-bras est en demi-pronation, si on commande à l'individu en expérience de faire effort pour fléchir le coude, pendant que l'on s'oppose à ce mouvement, on sent sur le bord externe de l'articulation du coude, au-devant de l'épicondyle, une corde dure et tendue saillante sous la peau, formée par le long supinateur en état de contraction. Rien de semblable si le muscle est paralysé ; chez notre malade, cette expérience reste négative et nous pouvons affirmer l'impotence du long supinateur : la perte des mouvements de supination complète indiquait tout d'abord l'impotence du court supinateur. Restent maintenant les muscles extenseurs, c'est-à-dire l'extenseur commun des doigts, les extenseurs propres du pouce, ceux de l'index et du petit doigt, auxquels il faut ajouter le long abducteur du pouce. La paralysie de tous ces muscles est évidente au premier abord : quelque effort que fasse la malade, elle ne peut parvenir à faire quitter à sa main ni à ses doigts leur attitude de flexion.

En un mot, Messieurs, cet examen successif nous permet d'affirmer la paralysie des muscles externes et des muscles postérieurs de l'avant-bras. Les fléchisseurs ont-ils conservé leur contractilité? Le meilleur moyen pour s'en assurer est évidemment de commander à la malade de vous serrer la main : ici l'on se trouve en présence d'une cause d'erreur contre laquelle il importe que vous soyez prémunis. La malade, si vous lui dites de vous serrer la main, parvient à peine, malgré tous ses efforts, à vous faire éprouver une légère pression : gardez-vous d'en conclure à la paralysie des fléchisseurs et de considérer l'affection comme une paralysie complète de l'avant-bras. Cette faiblesse des muscles fléchisseurs n'est qu'apparente.

En effet, si on a le soin de relever la main fléchie, jusqu'à la rectitude ou même avec un certain degré d'extension, on constate de suite le retour du raccourcissement efficace des fléchisseurs des doigts. Ce phénomène dépend d'une loi physiologique bien connue : les muscles ont besoin, pour produire un effet utile, de se trouver dans un certain degré de distension qui n'existe pas quand leurs points d'insertion sont anormalement rapprochés. La position qui favorise le plus l'efficacité de la contraction d'un muscle, c'est l'état intermédiaire entre l'extrême distension et l'extrême raccourcissement, c'est ce que Cruveilhier nomme le *moment* des muscles. Cette cause d'erreur écartée, vous pouvez vous convaincre de l'intégrité des fléchisseurs chez notre malade.

Enfin, si nous examinons l'état des muscles de la main, du groupe externe (ém. thénar), du groupe interne (ém. hypothénar) et du groupe moyen (lombricaux et interosseux), il nous est facile de nous assurer que leur contractilité volontaire est conservée. En effet, si l'on repose à plat la main, la malade peut rapprocher et écarter les doigts, fléchir la première phalange sur les métacarpiens, les deux autres restant étendues ; elle peut enfin, si l'on redresse les premières phalanges, les autres étant fléchies, redresser celles-ci, non par l'action de l'extension des doigts, mais au moyen de ses interosseux et de ses lombricaux.

Ainsi localisée aux muscles externes et postérieurs de l'avant-bras, cette paralysie ne s'accompagne d'aucune modification de la sensibilité. Tout s'est borné à l'engourdissement subit et passager qui a envahi l'avant-bras et la main dans les premiers moments. Il n'existe de douleur que celle que provoque la fatigue du membre, maintenu en flexion par suite du défaut de tonicité des extenseurs.

Deux groupes musculaires voisins sont paralysés : vous n'ignorez pas, Messieurs, qu'ils sont innervés précisément par un même nerf qui est le radial ; cependant le radial innerve aussi le triceps brachial, et ce muscle est intact. Vous devez en conclure que la lésion nerveuse n'occupe pas tout le trajet du radial, et qu'elle siége évidemment plus bas que le point d'émission des filets destinés au triceps, c'est-à-dire après le passage du nerf dans la gouttière de torsion. Il est bien rare qu'une paralysie aussi circonscrite relève d'une altération centrale : cependant le fait est possible et nous devons discuter sa probabilité. Deux circonstances, dans l'histoire de la malade, pourraient entraîner l'hésitation à ce sujet et faire penser *a priori* à une lésion cérébrale ; ce sont, d'une part, la soudaineté de l'apparition, en second lieu, certain antécédent qui date de cinq mois. A cette époque, un accident, absolument analogue à celui que nous étudions aujourd'hui, a surpris la malade dans des conditions identiques : les extenseurs du pied droit et des orteils ont été, chez elle, *subitement* frappés d'impuissance, la jambe et le pied saisis d'un engourdissement passager. Le nerf tibial antérieur qui peut, à bien des égards, être comparé au nerf radial, était à cette époque atteint comme l'est aujourd'hui le radial. La malade avait lavé sa chambre à grande eau, nu-pieds, quelques instants auparavant, et elle avait ressenti un refroidissement incontestable : nous n'avons pas à chercher plus loin pour assigner à cette paralysie, qui d'ailleurs, se dissipa promptement, sa véritable cause. Qu'il suffise donc de savoir que l'action locale du froid sur un nerf peut déterminer une perte subite de ses fonctions.

Les hystériques peuvent être atteintes de paralysies limitées qui ne sont pas sans analogie avec celle que vous avez sous les yeux. Avant de rejeter cette origine, nous avons avec soin interrogé la malade : elle n'est nullement hystérique. D'ailleurs, les troubles de la motilité qui relèvent de cette cause s'accompagnent habituellement de troubles divers de la sensibilité, anesthésie, hyperesthésie, points douloureux, etc., dont il n'existe pas ici la moindre trace.

La paralysie limitée d'un groupe musculaire, des extenseurs de la main principalement, peut enfin reconnaître pour cause certaines intoxications générales, par le plomb, par l'arsenic, par le sulfure de carbone : l'alcool et le tabac auraient même, selon certains auteurs, produit cet accident. Nous avons facilement rejeté ce mode étiologique dans le cas particulier. Bien qu'il soit difficile, pour l'intoxication saturnine en particulier, de passer en revue tous les modes d'introduction du poison dans l'organisme, je crois pouvoir affirmer que notre malade n'y a pas été soumise. Le liseré caractéristique des gencives manque absolument ; d'ailleurs, un excellent moyen de diagnostic nous est fourni par l'examen de la contractilité du long supinateur que respecte l'intoxication, et par l'état de la contractilité électrique que l'on trouve abolie dans le même cas. Vous avez pu le constater, le long supinateur est paralysé, et les muscles répondent parfaitement à l'incitation électrique ; il ne s'agit donc pas d'une paralysie saturnine.

Nous sommes ainsi autorisé, Messieurs, à rechercher la cause de cette paralysie parmi les lésions périphériques. Or, chez notré malade nous ne pouvons invoquer aucun traumatisme du nerf radial. L'usage de béquilles grossières et la compression indirecte qui en résulte peuvent, dans certains cas, produire la paralysie radiale, il n'y a pas lieu d'y songer ici; nous ne pouvons invoquer que deux dernières influences, soit l'action du froid, soit l'action d'une compression passagère dont le moment et le mécanisme auraient échappé à la malade.

La paralysie périphérique *à frigore* du radial n'est pas un fait exceptionnel; cette femme qui travaille dans un endroit humide, les bras nus et plongés dans l'eau, puisqu'elle est blanchisseuse, peut donc être considérée comme prédisposée; d'ailleurs nous savons que la première paralysie qu'elle accuse, dont le début remonte à cinq mois, ne reconnaissait pas d'autre cause. Cependant, il n'est pas impossible qu'elle se soit exposée à un autre genre de lésion périphérique légère du nerf radial dont l'influence a pu s'ajouter à l'action du froid; je veux parler de la compression.

L'observation a montré que la compression du radial est produite très-fréquemment dans une attitude assez habituelle pendant le sommeil: certains individus s'endormént en plaçant leur tête sur le coude fléchi à angle droit. Dans cette position, le poids de la tête reposant sur la face externe du bras, du coude et de l'avant-bras, appuyés par leur face interne sur le sol, sur une table, etc., suffit pour déterminer une compression du nerf radial, dans le point où celui-ci, émergeant de la gouttière de torsion, devient superficiel dans une étendue de 8 à 9 centimètres, placé entre le long supinateur et le premier radial externe d'un part et le brachial antérieur d'autre part.

Dans ce trajet, le nerf est sous-aponévrotique et singulièrement exposé à la compression, si bien qu'en raison surtout de la difficulté d'expliquer l'action du froid, certains auteurs et M. Panas en particulier (*Mém. de l'Ac. de Méd.*, 1871), n'ont pas hésité à rapporter uniquement à cette compression les paralysies partielles du radial. Dans les antécédents de notre malade, malgré l'interrogatoire le plus minutieux, il nous a été impossible de découvrir l'action d'une semblable cause. Vous trouverez encore mentionnés dans les auteurs, quelques exemples de paralysies radiales, dont le développement paraît lié à un mécanisme différent. Cette paralysie a été notée chez certains individus qui s'étaient endormis le coude appuyé sur une table, et la tête reposant dans la paume de la main ; par conséquent, avec la main et les doigts dans l'extension forcée ; de même on a rapporté l'exemple d'un individu atteint de paralysie du radial après avoir assisté toute une soirée à une représentation théâtrale, le corps penché en avant et soutenu par les mains appuyées sur un balcon. Dans ces cas, on suppose que la paralysie des cotenteurs résulte d'une sorte d'épuisement. Quoi qu'il en soit, cette cause n'existe pas plus que la précédente dans les antécédents de notre malade.

Nous sommes ainsi amenés à conclure que chez elle cette paralysie du radial est *à frigore*, au même titre que la paralysie du tibial antérieur, dont l'étiologie était si nettement établie dans le même sens.

La façon dont s'est comportée cette première manifestation indique naturellement le pronostic de la seconde : elle est elle-même destinée à disparaître dans l'espace de deux mois au plus. Un traitement approprié peut abréger sa durée. Les sinapismes, les frictions excitantes, les vésicatoires mêmes constituent sans doute des adjuvants utiles, mais le véritable spécifique est l'électricité, qui réveille rapidement la contractilité volontaire dans les cas où le muscle est intact : ici cette intégrité ressort de la conservation parfaite de la contractilité électro-musculaire. Les courants continus ou interrompus peuvent être ici employés presque indifféremment.

DIX-NEUVIÈME LEÇON

De la péri-arthrite scapulo-humérale.

Messieurs,

Je suis très-heureux, en reprenant mes leçons cliniques. de vous parler d'une affection chirurgicale extrêmement commune, mais jusqu'ici peu connue : la *péri-arthrite scapulo-humérale*. Un des malades du service, atteint de cette affection, va me permettre de vous en tracer les principaux traits. Vous pourrez ainsi constater l'exactitude de la description que je vais vous faire.

L... Jacques, maçon, âgé de 44 ans, reçut en travaillant une lourde planche sur le bras droit. Le membre gonfla et devint douloureux : le malade voulut continuer son travail, malgré la souffrance. Mais il fut pris de fièvre, et contraint d'entrer à l'hôpital, dans le service de M. le Dr Mesnet. Celui-ci le soigna pendant plusieurs semaines d'une fièvre typhoïde, durant laquelle un phlegmon du bras survint, et nécessita l'intervention chirurgicale. Quant le malade fut guéri de sa fièvre typhoïde, il s'aperçut que les mouvements de son bras étaient difficiles et douloureux. C'est alors, qu'il entra dans notre service, au lit n° 15 de la salle Saint-Barnabé.

Si, après l'avoir fait déshabiller complétement, on se place derrière lui, et si on lui commande d'élever à la fois les deux bras, il est facile de constater une différence entre les mouvements des deux côtés.

Du côté gauche, l'humérus s'éloigne de l'omoplate sans que ce dernier os subisse le moindre déplacement jusqu'à

ce que le bras ait atteint sensiblement la ligne horizontale ;
à partir de ce point, si l'humérus continue à s'élever, l'omoplate prend part au mouvement, et pivotant autour de ses
articulations claviculaires, subit un déplacement tel que
son angle inférieur se porte en dehors, d'autant plus que
l'élévation du bras s'accentue davantage.

Du côté droit, au contraire, à peine le bras s'est-il écarté
du tronc, que l'omoplate, entraînée par l'humérus, se porte
en dehors, son angle inférieur faisant une saillie très-
accusée sur les côtés du thorax. Il semble que pendant tout
le mouvement, l'angle formé par le bord externe de l'omoplate et l'humérus ne varie pas. Il est, du reste facile de
s'en assurer ; car si d'une main on fixe l'angle inférieur de
l'omoplate et que de l'autre on cherche à élever le bras, ce
mouvement est absolument impossible : si l'on insiste, la
main qui maintient l'omoplate est entraînée avec elle. Il y a
des cas moins accusés, mais toutes les fois que vous voyez
l'omoplate commencer son mouvement de bascule avant
que le bras n'ait atteint l'horizontale vous pouvez affirmer l'existence d'une affection de l'articulation scapulo-
humérale.

Ce n'est pas seulement l'abduction du bras qui est gênée :
tous les autres mouvements sont plus ou moins compromis.
L'élévation et l'abaissement, la rotation sont difficiles ; l'omoplate y prend part. De plus, il est tout-à-fait impossible au
malade de porter la main derrière le dos : c'est que dans ce
mouvement l'omoplate ne peut suppléer à la rotation de la
tête de l'humérus dans la cavité glénoïde.

Quelle est donc, Messieurs, l'affection qui se traduit par
une telle gêne dans les mouvements ? On peut songer à une
arthrite, à une ankylose, à des fongosités articulaires, à
une hydarthrose, à un rhumatisme localisé...

Mais ce malade n'a pas de douleurs ; on peut malaxer
pour ainsi dire la périphérie de l'articulation sans qu'il
accuse de souffrance. Il n'y a pas de gonflement, pas de déformation ; la fièvre n'existe pas, et depuis trois semaines
cet ensemble symptomatique ne varie pas. N'abusons pas
du mot rhumatisme : il ne peut en être question ici.

Une arthrite aiguë, des fongosités articulaires donnent lieu à des déformations articulaires et à un aspect de la région que vous ne rencontrez pas dans ce cas. Une articulation présente toujours des points faibles par lesquels on peut explorer sa sensibilité : pour l'épaule ces points sont l'interstice du grand pectoral et du deltoïde, la partie postérieure de l'acromion, le creux de l'aisselle. Vous comprimez en vain l'articulation scapulo-humérale aux endroits indiqués : le malade n'accuse aucune douleur. L'arthrite aiguë, les fongosités articulaires, l'hydarthose doivent donc être rejetées.

Mais l'arthrite chronique ou plutôt les suites d'une arthrite aiguë, peuvent donner lieu à la formation de brides fibreuses intra-articulaires qui immobilisent plus ou moins l'articulation, de manière à donner lieu à la gêne des mouvements, qui constitue le symptôme dominant de l'affection que nous avons sous les yeux. En un mot, s'agit-il ici d'un ankylose ?

En présence d'une autre articulation que celle de l'épaule, ce serait, en effet, le diagnostic le plus satisfaisant. Mais, on peut admettre qu'il existe, en dehors de l'articulation scapulo-humérale proprement dite, une seconde articulation, entre la face inférieure de la voûte acromio-coracoïdienne et l'extrémité supérieure de l'humérus, revêtu par son périoste et les tendons qui viennent s'insérer aux tubérosités. Cette seconde articulation est comme la première, garnie d'une bourse séreuse qui s'étend très-loin, en bas, entre la face profonde du deltoïde et l'humérus.

Dans le mouvement d'abduction du bras, l'extrémité supérieure de l'humérus, en même temps qu'elle glisse de haut en bas dans la cavité glénoïde, s'enfonce de dehors en dedans, au-dessous de l'acromion ; c'est seulement lorsque l'humérus est devenu horizontal et rencontre l'acromion que l'omoplate bascule de dedans en dehors et achève le mouvement d'abduction. Supposez maintenant que, pour une cause ou pour une autre, des brides fibreuses se soient développées dans cette seconde articulation et fixent d'une part la tête de l'humérus à la voûte acromio-coracoïdienne, et, de l'autre, attachent la face profonde du deltoïde au corps de l'os, tout mouvement de l'humérus sur l'omoplate sera impossible. Ces deux os formeront un levier coudé dont les deux branches ne pourront en aucun moment être indépendantes l'une de l'autre. Il en résultera qu'aussitôt qu'on essayera d'écarter le bras du tronc, l'omoplate suivra le mouvement : il n'attendra pas, comme à l'état normal, que celui-ci soit horizontal. C'est précisément ce qui se produit chez notre malade. Vous voyez qu'à chaque tentative d'abduction l'humérus entraîne l'omoplate. Nous avons donc affaire à une inflammation qui siége en dehors de l'articulation : à une *péri-arthrite scapulo-humérale*. Ce n'est pas là une distinction purement pathologique : l'ankylose en diffère beaucoup au point de vue de l'intervention chirurgicale, comme vous allez vous-mêmes en être témoins dans un instant.

Permettez-moi auparavant de vous exposer, en quelques mots, l'histoire de la péri-arthrite. Cette affection n'était pas connue avant que j'en aie indiqué les principaux caractères dans un mémoire que j'ai publié dans les *Archives de médecine*, en novembre 1872. Jarjavay cependant, avait décrit avant moi la forme aiguë de la péri-arthrite scapulo-humérale. D'après ce savant professeur, les contusions de l'épaule, les torsions du bras sont très-souvent suivies d'inflammations de la bourse séreuse sous-acromiale. Les caractères de cette lésion sont les suivants : gonflement du moignon de l'épaule, douleur qui empêche les mouvements du bras, principalement l'abduction ; avant-bras fléchi sur le bras, avec rigidité du biceps et fatigue au pli du coude ; augmentation de la douleur et crépitation au-dessous de l'acromion, quand on élève le bras du malade dans l'abduction ; disparition de la douleur et retour des mouvements par le repos, l'application d'une écharpe sous l'avant-bras et de compresses trempées de liquides résolutifs sur le moignon de l'épaule. Nous avons nous-mêmes constaté l'exactitude de la description de Jarjavay sur des malades qui avaient fait une chute ou reçu un coup sur le moignon de l'épaule. Mais dans le cas présent il s'agit d'une affection chronique, que les auteurs qui m'ont précédé n'avaient pas signalée.

L'observation d'un grand nombre de malades présentant les caractères de l'affection dont notre sujet est atteint, et la possibilité de rompre et de guérir assez facilement la prétendue ankylose, m'avaient porté à admettre que la lésion était située en dehors de l'articulation, qu'il s'agissait d'une péri-arthrite. Une autopsie faite sur un malade de mon service, que j'avais soigné d'une péri-arthrite à Beaujon en mai 1870, est venu confirmer mon diagnostic. Au lieu du tissu cellulaire lâche et lamelleux qui occupe la face profonde du deltoïde, je trouvai un tissu fibreux extrêmement résistant, constituant des brides, des lames irrégulièrement disposées qui fixaient la tête de l'humérus à l'acromion, et, son corps à la face profonde du deltoïde. La capsule articulaire, au contraire, était à peu près saine.

Depuis, dans une seconde autopsie, dont la relation m'a été fournie par M. le docteur Lamarre, ancien interne des hôpitaux, médecin à l'hôpital de Saint-Germain, on a constaté absolument les mêmes lésions. Il existe donc au point de vue pathologique, comme au point de vue clinique, une péri-arthrite scapulo-humérale à marche chronique.

Malgré l'évidence de la démonstration pathologique, quelques chirurgiens m'ont fait l'objection suivante : bien des cas de ces prétendues péri-arthrites ne sont que des ankyloses fibreuses. Mais, Messieurs, comment expliquer que des brides fibreuses intra-articulaires se présentent toujours avec les mêmes caractères (direction, longueur, situation), et permettent en un mot, le même degré d'écartement du bras ? Car, dans la péri-arthrite scapulo-humérale, les mouvements sont toujours les mêmes ; et cette particularité est due à la situation constante et à la disposition connue des brides fibreuses sous la voûte acromiale et sous le deltoïde.

Jusqu'à présent, je ne vous ai décrit que les caractères spéciaux de la péri-arthrite : il est bon de vous signaler encore quelques symptômes fréquents. Non-seulement il existe de la douleur lorsqu'on cherche à forcer le mouvement d'abduction du bras, mais la pression peut encore en déterminer, au-dessous du bord externe de l'acromion et surtout en arrière et au niveau de l'insertion humérale du deltoïde.

Enfin, il existe encore, quelquefois un, point douloureux au niveau de l'apophyse coracoïde, et la douleur s'exaspère lorsqu'on imprime les mouvements d'extension à l'avant-bras. Celui-ci est ordinairement à demi-fléchi. Souvent les fausses membranes compriment les troncs nerveux voisins et il y a de vives douleurs spontanées sur le trajet des nerfs circonflexe, cubital et brachial cutané interne.

Si la péri-arthrite dure un certain temps, l'atrophie du deltoïde survient presque fatalement, autant sous l'influence de la lésion anatomique que sous celle de l'immobilité, à laquelle le muscle en particulier se trouve condamné. Il y a alors un aplatissement marqué du moignon de l'épaule.

La péri-arthrite est souvent méconnue des chirurgiens ; elle prive le malade de l'usage du membre si on n'intervient pas à bref délai.

Lorsqu'on a affaire à une péri-arthrite chronique. le seul moyen de procurer une guérison rapide et complète, c'est de rompre, de vive force, en une seule séance, les adhérences et les brides fibreuses. Pour cette opération qui peut à la rigueur être répétée, si le résultat obtenu n'est pas satisfaisant, il est indispensable de donner le chloroforme. C'est ce que je vais faire tout à l'heure sous vos yeux sur le malade du service. Un aide immobilisera le tronc à l'aide d'une alèze passée sous les bras ; un second aide chloroformera le malade. Je fixerais alors l'omoplate avec la main gauche, et j'imprimerai de larges mouvements dans tous les sens, mais surtout des mouvements d'adduction et d'abduction au bras du malade, en le saisissant fortement de ma main droite. Ne soyez pas surpris des craquements que vous entendrez : ils sont quelquefois très-violents. On croit avoir fracturé le bras du malade ; ce sont les fausses membranes fibreuses qui se rompent avec bruit. Ne croyez pas, Messieurs, qu'après avoir rompu les adhérences, vous aurez complétement guéri votre malade. Les soins consécutifs sont importants, indispensables.

Nécessairement l'opération détermine une inflammation et de nouvelles fausses membranes peuvent se produire. Il faut que tous les jours, le chirurgien lui-même, imprime au bras de son malade, des mouvements progressifs. Il y a là une sorte de gymnastique qu'il ne faut pas négliger. Laissez dans l'intervalle le bras reposer sur une écharpe. Combattez l'atrophie musculaire par l'électricité, les douches, le massage. En un mot, n'abandonnez votre malade que quand vous serez certains que l'épaule a recouvré l'intégrité de ses fonctions.

VINGTIÈME LEÇON.

Des périarthrites coxo-fémorales.

Messieurs,

Le malade, qui va faire le sujet de notre leçon clinique aujourd'hui, est atteint d'une affection complexe de la hanche d'un diagnostic difficile. Voici, en quelques mots, son histoire clinique :

B... est tailleur et, comme tous les gens de cette profession, adopte, pour coudre, une posture constante. Assis sur une table, les jambes pliées et passées l'une sous l'autre, il a l'habitude de reposer plus spécialement sur la hanche et la fesse du côté gauche. Il y a 20 ans, la région trochantérienne de ce côté devint douloureuse, fut le siége d'inflammation, de rougeur et d'empâtement. Plusieurs abcès se formèrent; ils s'ouvrirent spontanément : les uns guérirent complétement, les autres restèrent fistuleux et donnèrent issue (d'après le dire du malade) à 2 ou 3 petits séquestres osseux en forme d'aiguille. Enfin, ces fistules disparurent à leur tour. Mais, le malade reprit sa profession, et, avec elle, son invariable posture. Tout alla bien cependant jusqu'en 1870-71. Il eut alors beaucoup à souffrir des privations et de la misère. Sous l'influence d'un mauvais état général, le traumatisme permanent que subissait la région trochantérienne, y engendra de nouveau des abcès et des fistules nombreuses. Au bout de deux ans, voyant qu'elles ne tarissaient pas et qu'il souffrait davantage, il entra dans mon service, salle Saint-Barnabé, lit n° 36.

Jusqu'à cette époque, il n'avait subi aucun traitement sérieux.

Lorsqu'on l'examine attentivement, on constate une difformité assez accusée de la région de la hanche qui est aplatie, sillonnée de cicatrices et d'ouvertures fistuleuses. Des cicatrices, les unes sont superficielles, les autres, pro fondes et adhérentes aux tissus sous-jacents. Il y a trois fistules principales. L'une supérieure, située en dehors du grand trochanter, le contourne et se perd sous les muscles fessiers; l'autre répond entièrement à la partie moyenne du grand trochanter; un stylet introduit perpendiculairement vient heurter l'os, contre lequel il rend un son sec et caractéristique; la troisième fistule, située plus bas que les deux premières, se perd dans les muscles de la région postérieure de la cuisse.

Cette exploration démontre l'existence d'une lésion du grand trochanter ayant donné lieu à des fistules multiples, mais on ne peut s'en tenir à ce diagnostic. Ce n'est là que le petit côté de la question. Toutes les fois que l'on constate une lésion osseuse, voisine d'une articulation, on doit se demander si celle-ci est intacte ou participe aux altérations. Notre malade présente précisément presque tous les signes d'une coxalgie; j'entends par là, d'une affection chronique de l'articulation coxo-fémorale.

Il éprouve, au niveau du genou, une *douleur* plus vive que partout ailleurs, tandis que, à la hanche, il ressent uniquement de la gêne dans les mouvements. Ce sont là précisément les caractères de la douleur coxalgique. La *claudication* est aussi très-prononcée : dans la marche, le malade transporte le membre gauche en avant du membre droit, par un mouvement latéral du bassin; l'articulation coxale gauche est immobilisée par la contracture des muscles. Lorsqu'on examine le sujet debout, en se plaçant derrière lui, on constate un aplatissement de la hanche très-prononcé : le pli fessier est abaissé. Il maintient sa cuisse à demi-fléchie sur le bassin dans la rotation en dehors et dans l'abduction. Le membre malade paraît, à la vue, allongé de 2 ou 3 travers de doigt. Mais en prenant les précautions habituelles, on reconnaît qu'il est égal tout au plus à celui du côté opposé : il paraît même y avoir un raccourcissement réel d'un centimètre. Ne sont-ce pas là les principaux signes classiques d'une coxalgie?

Cependant, Messieurs, cet homme, à mon avis, n'a aucune lésion *articulaire* soit aiguë, soit chronique. Il y a, en effet, certaines affections périarticulaires qui simulent la coxalgie. Avant de rechercher quelle est la nature de ces affections et de préciser le diagnostic, étudions les conditions et les causes de ces attitudes vicieuses du membre inférieur, d'une manière générale. Nous comprendrons mieux ainsi comment une lésion située en dehors de l'articulation, peut les produire et faire supposer, à un examen peu approfondi, l'existence d'une affection de l'articulation elle-même.

On sait que Bonnet, ayant fait des injections forcées dans l'intérieur des articulations, a reconnu, que lorsque la capsule était distendue par le liquide, le membre prenait une position à peu près constante, semblable à celle des malades atteints d'affections articulaires. Il en conclut que l'attitude du membre, chez ces malades, est due à un épanchement intra-articulaire. Cette vue théorique n'est pas exacte pour la coxalgie ; souvent on ne trouve pas à l'autopsie de liquide dans la capsule ; parfois aussi le membre est dans la rotation en dedans et dans l'abduction, position absolument contraire à celle que Bonnet a indiquée. D'ailleurs, cette explication ne saurait nous satisfaire dans le cas présent, puisque nous supposons que l'articulation coxo-fémorale est absolument saine.

On a dit que la douleur amenait des contractures par action réflexe et, plus tard, des rétractions des muscles voisins de l'articulation malade. Mais pourquoi se contractent-ils toujours de la même manière? C'est que la contraction a lieu de façon à mettre les jointures dans une position moyenne où la douleur est la moins vive possible. Les expériences de Bonnet ont été utiles parce qu'elles ont appris dans quelle situation une articulation était aussi relâchée que possible.

Dans la coxalgie, les muscles se contractent de manière

à mettre la cuisse dans une position intermédiaire entre la flexion et l'extension, entre l'adduction et l'abduction. L'articulation étant ainsi immobilisée le malade ne souffre plus. C'est donc la douleur qui est, dans l'origine, la cause de l'attitude prise par les malades.

Or, Messieurs, n'est-il pas admissible qu'une lésion des parties voisines de l'articulation puisse produire les mêmes effets ? Les mouvements d'une articulation déterminent des modifications dans les organes voisins ; il y a des frottements des saillies osseuses sur les parties périphériques qui peuvent déterminer de la douleur si elles sont enflammées. Ici, comme dans la coxalgie, l'immobilité est nécessaire. *Ce n'est plus parce que la tête frotte contre une cavité irritée, mais parce que le col fémoral ou le grand trochanter viennent heurter des régions malades* que tout mouvement est suspendu.

Dans un phlegmon de la paume de la main, le patient maintient ses doigts courbés et le poignet à demi-fléchi. Cependant aucune des articulations n'est enflammée. L'attitude vicieuse d'un membre n'est donc pas due exclusivement à une lésion articulaire : les affections des parties périphériques peuvent aussi les produire.

Nous avons aussi observé chez notre malade un allongement apparent du membre gauche. Les deux fémurs articulés sur les parties latérales du bassin représentent deux leviers implantés par leur extrémité supérieure sur une tige transversale ; si l'une des extrémités de cette tige s'incline d'un côté, l'autre extrémité s'élève et les deux membres, entraînés en sens inverse, paraîtront d'une longueur inégale ; le bassin s'abaisse du côté gauche et se relève du côté droit et les deux membres le suivent dans ce mouvement.

Par la mensuration nous avons trouvé, au contraire, que le membre gauche était plus court d'un centimètre que le membre droit : il n'y a là rien de surprenant ; le bassin en s'inclinant à gauche rapproche l'épine iliaque antérieure et supérieure de la malléole externe de ce côté. Lorsque les deux branches d'un compas sont aussi ouvertes que possible, la distance entre les deux pointes est dans toute sa grandeur : si vous rapprochez les deux pointes, vous diminuez peu à peù leur écartement. Il en est de même pour le bassin et le fémur. Le membre est en demi-flexion d'un côté, il est en extension de l'autre.

Remarquez encore, Messieurs, que le bassin est tordu sur lui-même du côté gauche, où l'épine iliaque antérieure est portée en avant et en bas. Il existe une enssellure dans la région lombaire : vous pouvez facilement passer la main sous les reins du malade lorsqu'il repose sur le plan horizontal formé par le lit. Si on élève le membre inférieur malade, le bassin vient s'appliquer contre le lit et l'ensellure disparaît. C'est que l'articulation coxo-fémorale est immobile : elle forme pour ainsi dire le centre d'un levier coudé, dont une des branches est le membre inférieur et l'autre le bassin ; lorsqu'on élève une de ces branches, l'autre s'abaisse.

Lorsque le malade est debout, on voit, en suivant la ligne dessinée par les apophyses épineuses du rachis, que celle-ci forme une courbe à convexité gauche, à la région lombaire; que la convexité est à droite à la région dorsale. Ce sont là des courbures de compensation. L'axe du tronc, qui passe par le centre de gravité du corps, doit tomber dans le plan horizontal compris entre les deux pieds. Le bassin étant incliné à gauche, si le tronc obéissait à cette inclinaison, l'axe rencontrerait le sol en dehors du plan indiqué ; la stabilité serait impossible. La colonne lombaire suit le mouvement du bassin, mais la colonne dorsale corrige aussitôt cette attitude vicieuse. Telle est l'explication de ces courbures.

Mais, Messieurs, pourquoi cette inclinaison et cette torsion du bassin, ces inflexions spinales ? Le fémur se place par rapport au bassin dans une position moyenne (flexion, abduction et rotation en dehors), position rendue fixe par la contracture des muscles. Cette position ne peut être conservée par le malade, soit pendant la marche, en raison des lois qui président à l'équilibre; soit dans la position couchée, en raison de la fatigue et de l'incommodité qui résulteraient de la flexion de la cuisse sur le bassin. Aussi le fémur malade tend à se placer parallèlement au fémur sain et c'est le bassin qui subit la déviation. D'où son inclinaison.— La torsion est pour suppléer aux mouvements de l'articulation coxo-fémorale. Celle-ci est, nous le savons, condamnée à l'immobilité absolue. Elle occupe une position fixe dont nous avons expliqué les causes. Lorsque le malade marche ou lorsqu'il exécute quelques mouvements sur un plan horizontal, c'est le bassin et la colonne vertébrale qui se meuvent pour lui. En vous décrivant la *péri-arthrite scapulo-humérale* je vous ai montré l'omoplate suppléant à l'articulation humérale dans ses fonctions. Il en est de même dans la *péri-arthrite coxo-fémorale*. Le bassin agit comme l'omoplate, et comme il est fixé à la colonne rachidienne, il oblige celle-ci à participer plus ou moins à ses mouvements. Ainsi donc, *la loi de suppléance* existe pour les deux grandes articulations des membres supérieurs et inférieurs avec le tronc. C'est une disposition heureuse qui rend moins redoutables les lésions de ces articulations. Les malades ne sont pas condamnés à une impotence absolue.

Ces considérations nous permettent donc de nous rendre compte des attitudes vicieuses du membre inférieur chez notre malade sans qu'il soit nécessaire d'admettre une lésion articulaire.

Il nous reste maintenant à établir que l'articulation coxofémorale est entièrement saine. Ce sera facile. Dans la *coxalgie* lorsqu'on saisit la cuisse du malade entre ses deux mains et qu'on imprime un mouvement brusque au fémur de manière à produire un choc de la tête contre la cavité cotyloide, le malade accuse une vive douleur au niveau de l'articulation. Cela n'existe pas dans le cas présent.

Voici encore une autre preuve que l'articulation est intacte. On peut fléchir, jusqu'à un certain point, la cuisse sur le bassin. Pour bien constater cette flexion, il faut prendre certaines précautions. Dans la péri-arthrite *scapulo-humérale* pour s'assurer si l'omoplate suit les mouvements de l'humérus, on fixe celle-ci avec une main pendant qu'on élève le bras, de l'autre, et, on sent le mouvement se communiquer. C'est que l'humérus et l'omoplate forment un levier rigide et coudé ; une des branches entraîne l'autre. Dans la péri-arthrite *coxo-fémorale*, il n'y a pas de brides fibreuses qui fixent l'articulation d'une façon aussi complète ; aussi la flexion de la cuisse sur le bassin est encore possible. Pour la constater, on place le creux poplité du membre atteint sur le pli de son coude. On recommande bien au malade de laisser reposer son membre et on essaie de le soulever. En même temps, avec l'autre main appliquée sur l'épine iliaque antérieure et supérieure, on applique le bassin contre le lit et on l'y maintient fixé solidement. On essaie alors de soulever le membre malade, de le fléchir dans l'articulation coxo-fémorale. Si cette articulation est immobile, la cuisse formera avec le bassin un levier coudé rigide ; il sera impossible de la fléchir. Si on essaie de l'étendre, le bassin suivra le mouvement, ce qui sera facile à constater avec l'autre main, qui repose sur l'épine iliaque. Si au contraire l'articulation est libre, la flexion et l'extension se feront sans qu'on perçoive aucun mouvement se communiquer au bassin. Chez notre malade, nous pouvons produire en partie cette flexion et cette extension. On peut amener la cuisse jusqu'à ce qu'elle fasse un angle de 45° environ avec le plan antérieur de l'abdomen. Si nous n'avons pu accomplir entièrement ces mouvements, c'est qu'il peut exister des brides fibreuses autour de l'articulation qu'elles immobilisent en partie. L'adhérence des cicatrices de la hanche aux parties profondes nous donne le droit de le supposer. Enfin, il est impossible au malade, malgré sa volonté énergique, de vaincre la douleur. Nous ne pourrons, du reste, avoir de certitude à cet égard que lorsqu'il sera chloroformé. Toutefois, il ne faut pas s'exagérer l'importance du sommeil anesthésique pour le diagnostic des péri-arthrites, soit de l'épaule, soit de la hanche. Le chloroforme ne fait disparaître que la contracture, mais ne change rien aux rétractions cicatricielles, aux adhérences fibreuses, etc.

Quoi qu'il en soit, nous pouvons admettre dès maintenant

que l'articulation coxo-fémorale est intacte et que la maladie est extra-articulaire. Il nous reste donc une question importánte à résoudre : quelle est la nature de cette affection extra-articulaire ?

A la face externe du grand trochanter, sous le tendon du muscle du grand fessier, il existe une vaste bourse séreuse qui peut être le siége d'abcès, de fistules, etc., qui donnent lieu à l'ensemble symptomatique que présente notre malade. Ovale et allongée, la bourse séreuse trochantérienne, qu'il ne faut pas confondre avec la bourse séreuse sous-cutanée, qui occupe la même région, repose sur la partie postérieure du grand trochanter. Son extrémité supérieure atteint la partie médiane du moyen fessier. Insufflée, elle prend une forme ovoïde ; elle est en quelque sorte cloisonnée, subdivisée par une membrane en deux cavités : la supérieure répondant à la partie postérieure du grand trochanter ; l'inférieure, reposant sur l'extrémité supérieure du vaste externe. Par ses faces, elle adhère d'une part au tendon du grand fessier : et de l'autre, intimement, au périoste ; ses bords sont faiblement unis aux tissus voisins ; son bord postérieur est *très-voisin du trajet du nerf grand sciatique.*

Les lésions de cette bourse séreuse et leur symptomatologie sont encore peu connues. C'est Chassaignac le premier qui, dans son traité de la suppuration, en a donné une bonne description. La thèse de M. Pronosuski, sur les affections de la région trochantérienne (Paris, 1870), renferme aussi quelques observations intéressantes. Enfin, un de mes internes, M. Foix, a réuni six observations, puisées dáns les journaux anglais, de lésions de la bourse trochantérienne ayant simulé une coxalgie (Foix, *Archives de médecine,* janvier 1872, observations des docteurs Edouard Wialls, Robert Macnab et Fridgin Teale.) Le malade qui fait le sujet de notre leçon est le troisième que j'observe moi-même. Vous en avez déjà vu un cas au commencement de cette année dans le service. Permettez-moi, Messieurs, de vous lire deux des observations publiées par M. Foix. Vous aurez ainsi une idée plus complète de cette affection et vous comprendrez mieux combien il est important de ne pas la confondre avec une coxalgie, lorsque vous saurez que cette erreur a d'abord été commise par un chirurgien anglais et qu'elle a failli être très-préjudiciable aux malades.

OBSERVATION IV. — *Premier cas de Robert Macnab* (*The Lancet*, 12 novembre 1870). G. S..., garçon un peu strumeux, âgé de 16 ans, né dans l'Inde, fils d'un officier de l'armée de l'Inde ; au mois de mars dernier, en s'amusant à la balançoire avec ses frères, fut violemment heurté à la hanche gauche par l'extrémité de la planche sur laquelle il s'était balancé. Le lendemain matin, il se plaignit d'une douleur au niveau de la partie contuse, et je fus appelé pour le voir. Je trouvai la hanche légèrement gonflée au niveau du grand trochanter, chaude et douloureuse à la pression ; la marche déterminait de la douleur. Pas de troubles généraux. Je prescrivis le repos et des fomentations. Ce traitement fut continué pendant une semaine, sans autre résultat que la diminution de la douleur. Le gonflement de la région trochantérienne semblait plutôt avoir augmenté. Il s'étendait plus bas du côté de la cuisse, en devenant plus empâté au toucher. L'aîne aussi était devenue légèrement gonflée, et, il y avait une certaine gêne dans l'articulation. — Prescription : repos complet dans la position horizontale, vésicatoires répétés au niveau ou autour du grand trochanter. Le cautère actuel avait été refusé. Sirops de phosphate de fer et d'iodure de potassium, et huile de foie de morue à l'intérieur. Ce traitement fut suivi, au bout d'un mois, de l'application sur toute la hanche de teinture d'iode composée.

6 *mai*. — Ces moyens n'ont pas donné de bons résultats ; à cette époque l'affection simulait à un degré marqué la première période de la coxalgie. La cuisse était légèrement fléchie sur le bassin, le genou dans l'adduction. Le membre inférieur atteint d'une émaciation générale présentait un allongement apparent marqué. En comparant les deux hanches au tronc, on trouvait que la convexité de la hanche gauche était aplatie. Le grand trochanter du même côté était plus saillant, plus arrondi et plus bas que celui du côté opposé. Impossible de peser sur le membre malade, à la moindre tentative dans ce sens l'enfant accuse des douleurs, non pas dans la jointure

mais au grand trochanter et à la partie supérieure de la cuisse. Pas de douleur à la pression sur la tête du fémur, pas plus qu'en poussant brusquement le talon ou le genou du côté de l'articulation de la hanche. Je redressai le membre avec l'aide du chloroforme, et j'appliquai une longue attelle; je ne fis pas d'extension. L'attelle fut maintenue dans sa position en plaçant son extrémité inférieure entre deux pièces de fer verticales fixées sur une large plaque horizontale.

1er *juillet*. — La santé générale du malade commence à s'affecter. L'attelle est retirée depuis une semaine, après être restée appliquée plus de six semaines. Pas d'amélioration appréciable. Le gonflement de la région trochantérienne n'a pas diminué. L'allongement apparent avec immobilité complète du membre sur le bassin persiste. Pas de douleur dans la jointure à la percussion du talon. — Prescription: séjour sur le bord de la mer avec attelle épaisse en cuir, ouverte au niveau du grand trochanter appliquée avec soin avant le départ.

J'avoue que je pris alors l'affection, comme le fit du reste un autre médecin qui vit le malade avec moi, pour un cas bien marqué de coxalgie qui aurait débuté par une inflammation périostique du trochanter se terminant par une carie, par nécrose, et le mauvais état de la santé générale gravement atteinte inspirait sérieusement des doutes au sujet de la guérison définitive.

Le 12, je fus appelé tout à coup pour voir mon malade dont je n'avais pas eu de nouvelles depuis son départ. J'appris que l'attelle en cuir avait été retirée deux ou trois semaines après son arrivée; qu'il était graduellement arrivé à marcher avec des béquilles; que trois jours avant ma visite, après une marche plus longue que d'habitude, la tumeur de la hanche était tout à coup devenue excessivement douloureuse qu'elle avait rapidement augmenté d'étendue et enfin qu'elle s'était ouverte, donnant issue à une grande quantité de pus.

A l'examen je trouvai une ouverture circulaire du diamètre d'un schelling environ, en travers de laquelle sortaient des fongosités mollasses. L'aspect de ces excroissances avait fort alarmé la mère qui m'avait fait appeler. La sonde ne découvrait pas d'os carié, mais le doigt pouvait être introduit en bas de l'os jusque dans une cavité considérable, s'étendant tout autour du grand trochanter, et s'enfonçant profondément en arrière du fémur. On sentait distinctement dans la cavité le tendon du grand fessier. Je fus frappé d'une amélioration considérable de la santé générale du malade. Le membre affecté pouvait être déplacé librement sáns déterminer la plus légère douleur, et comme je demandais à l'enfant s'il pouvait marcher sans ses béquilles, il s'en débarrassa immédiatement et se mit à marcher rapidement à travers le jardin en boîtant excessivement peu. Prescription: injection d'acide phénique dans la cavité, trois fois par jour. Pansement de la plaie extérieure avec la même substance, prolonger le séjour sur le bord de la mer.

10 *octobre*. — J'ai vu le malade aujourd'hui; il est revenu depuis une semaine. La plaie de la hanche a beaucoup diminué d'étendue; granulations saines, peu d'écoulement. Mouvement du membre parfait, il reste seulement une légère claudication dans la marche. Je lui conseillai de continuer un peu plus longtemps l'usage des béquilles.

OBSERVATION V. — *Deuxième cas de Robert Macnab* (*Ibidem*). Mme C..., cheveux blonds, teint clair, mariée, âgée de 22 ans, avait joui d'une bonne santé jusqu'à il y a 6 mois environ. A cette époque, sans cause traumatique connue, elle vint à souffrir d'une douleur intense à la hanche gauche au niveau du grand trochanter. La douleur alla en augmentant et fut suivie, au bout de peu de temps, d'un gonflement de la région. Elle consulta alors plusieurs médecins qui tous la déclarèrent atteinte d'une coxalgie à la première période, quelques-uns lui prescrivirent le repos et les vésicatoires, d'autres des sangsues et des fomentations. Ne tirant aucun bénéfice de ces traitements, elle sollicita son admission à l'hôpital où elle fut reçue le 3 juillet. A l'hôpital, les opinions furent partagées sur la nature exacte de la maladie. Les uns se prononcèrent pour un abcès profond provenant d'une périostite des environs du grand trochanter ou de la partie supérieure du fémur, tandis que d'autres en faisaient un cas non douteux de coxalgie. Pendant son séjour à l'hôpital, elle fut traitée par les révulsifs répétés et par les martiaux, et l'huile de foie de morue à l'intérieur. Mécontente du peu de progrès de sa santé, elle sortit de l'hôpital sur sa demande, et contre les vœux du chef de service, le 13 septembre.

Le 15 septembre, elle se présenta à ma consultation. Je constatai les symptômes suivants : Cuisse gauche légèrement fléchie sur le bassin ; articulation de la hanche parfaitement immobile, la cuisse étant solidement maintenue par la malade et se mouvant avec le bassin lorsqu'on lui demandait de se retourner dans son lit. Sur le grand trochanter, et s'étendant à la totalité du tiers supérieur de la cuisse, existait une tuméfaction large, tendue, douloureuse, et d'une fluctuation obscure. Pas de douleur accusée en pressant les surfaces articulaires l'une contre l'autre. En soutenant la malade dans la situation debout, la hanche gauche paraissait aplatie, le grand trochanter du même côté était plus oblique et faisait plus de saillie que le droit. Allongement apparent du membre bien marqué avec léger renversement du pied. La malade accusait une douleur poignante lorsqu'on venait à placer les muscles fessiers et ceux de la partie supérieure de la cuisse en contraction, en d'autres termes, lorsque la malade essayait de se reposer, quelque légèrement que.ce fût sur le membre malade. La santé générale était profondément troublée : la malade n'avait pas de sommeil depuis plusieurs nuits ; langue sèche, couverte de fuliginosités, pouls 130.

Le 18, convaincu par l'aspect général du sujet, par ses antécédents, par plusieurs symptômes et par un cas pareil que j'avais vu récemment, que l'affection ne siégeait pas dans l'articulation de la hanche, je chloroformai la malade et je fis une incision longue de 2 pouces et demi environ un peu au-dessous du grand trochanter et au bas de l'os; il s'échappa une peinte et demie (3[4 de litre environ) d'un pus de bonne qualité. L'opération fût suivie d'un grand soulagement. Ni le doigt, ni la sonde ne put découvrir d'os carié, mais je pus sentir une vaste cavité, située autour et en arrière du grand trochanter, et s'enfonçant profondément en arrière du fémur jusqu'aux muscles adducteurs de la partie interne de la cuisse. Je ne découvris pas de lésion articulaire, la cuisse se laissait facilement mouvoir sur le bassin dans toutes les directions. La cavité de l'abcès fut lavée deux fois par jour avec une solution d'acide phénique. Pansement à l'extérieur avec le même acide.

Le 22, amélioration: l'écoulement par la plaie est beaucoup moindre. L'induration autour du grand trochanter diminue. 11 octobre : Trois semaines après l'opération, depuis le 22 septembre l'état de la malade s'est rapidement amélioré ; elle se lève chaque jour et se promène dans le jardin avec l'aide d'une canne. Peu ou pas d'écoulement par la plaie qui se rétrécit et présente de belles granulations.

Nous pouvons maintenant résumer en quelques mots l'ensemble symptomatologique des inflammations de la bourse séreuse trochantérienne. Après une violence traumatique, sous l'influence du froid, d'une position vicieuse et habituelle, les malades voient survenir de la douleur et du gonflement au niveau de la région du grand trochanter. Il se forme auprès un temps plus ou moins long une tumeur ellipsoïde, allongée suivant le sens du membre, circonscrite par une dépression brusque, *en coup de hache*, suivant l'expression de M. Chassaignac. On perçoit à travers des enveloppes épaisses la sensation de fluctuation. La tumeur abandonnée à elle-même s'ouvre après un temps variable, le plus souvent à la base du grand trochanter. Souvent un flot de pus ou de liquide séreux s'écoule. Mais comme dans toutes les bourses séreuses la suppuration ne tarit pas, il se forme des fistules interminables qui s'ouvrent comme chez notre malade en arrière ou en dehors du grand trochanter. On peut alors avec le stylet explorer cette vaste poche par une des ouvertures. Il est rare de trouver le trochanter dénudé comme chez ce malade ; les lésions osseuses ne surviennent qu'après des suppurations de longue durée. M. Pétrequin (de Lyon), affirme cependant avoir constaté plusieurs fois l'ostéite ou la nécrose du grand trochanter à la suite de l'inflammation de la bourse séreuse.

En a-t-il été ainsi de notre malade? Je serais tenté de le croire sans pouvoir vous en fournir la preuve et quoique cette complication ne soit pas signalée dans les observations rapportées. Néanmoins ce qui me ferait supposer que la lésion osseuse est secondaire et consécutive à la suppuration de la bourse, c'est que cette lésion est très-superficielle et consiste plutôt dans une dénudation que dans une nécrose étendue ou une carie du grand trochanter. Avant de s'ouvrir en dehors, l'abcès peut se déverser dans le tissu cellulaire sous-cutané et donner lieu à un abcès en bouton de chemise. J'ai observé un cas de ce genre à Beaujon en 1872.

Enfin, il peut se former consécutivement des fausses

membranes qui s'épaississent en brides fibreuses. On conçoit que, dans ce cas, le grand fessier glisse difficilement sur la face externe du grand trochanter et que les mouvements de la cuisse soient plus ou moins gênés.

J'ai désigné plusieurs fois cette affection sous le nom de *péri-arthrite-coxo-fémorale*. C'est qu'en effet elle présente beaucoup de point de ressemblance avec la *péri-arthrite scapulo-humérale*. Comme cette affection, elle donne lieu à des troubles fonctionnels qui peuvent faire croire à une lésion articulaire. Mais la *péri-arthrite scapulo-humérale*, telle que je l'ai observée et décrite, ne suppure jamais. Elle donne lieu à la formation de fausses membranes qui s'organisent et rendent en partie l'articulation immobile. Il y a, cependant, chez notre malade des cicatrices profondes et adhérentes à l'os qui empêchent de fléchir la cuisse complétement.

Au point de vue anatomique, la bourse séreuse sous-deltoïdienne repose directement, au moins dans une certaine étendue, sur la capsule articulaire, tandis que la bourse séreuse sous-trochantérienne en est située à une certaine distance. Il y a donc aussi de notables différences entre les deux péri-arthrites. Toutefois j'ai cru utile de les rapprocher et de montrer que, à la hanche comme à l'épaule, les affections péri-articulaires peuvent simuler les arthrites, d'où résulteront des erreurs de diagnostic préjudiciables aux malades. Si le diagnostic que nous avons établi est exact, on comprend que le pronostic doit être relativement assez bénin, si on le compare précisément à ce qu'il serait dans le cas de coxalgie ; c'est pour cela qu'il est si important de bien distinguer ces deux affections. Dans l'une on laisse pendant un temps souvent très-long le membre malade dans un appareil inamovible ; dans l'autre, une intervention immédiate abrége de beaucoup la durée du traitement.

Nous allons endormir le malade, puis inciser largement tous les trajets fistuleux, mettre à découvert la portion dénudée du grand trochanter, et, à l'aide d'un ciseau, enlever les parties superficielles de cet os de manière à favoriser le bourgeonnement des parties dures et molles et, par suite, leur cicatrisation.

— L'opération a été pratiquée comme on vient de le dire. Une incision de près de 15 centimètres a mis à découvert la face externe du grand trochanter et les parties indurées. L'aponévrose du grand fessier considérablement épaissie a été coupée en travers. Le trochanter, dont la surface parut nécrosée, a été évidé à l'aide d'un ciseau; enfin, deux drains passés à travers deux fistules situées inférieurement ont été ramenés dans la plaie.

Les suites de cette grave opération ont été des plus simples. Le grand trochanter s'est bientôt recouvert de bourgeons charnus et, dès le 20 février, la plaie était presque complétement guérie.

VINGT-ET-UNIÈME LEÇON.

Des Fistules ano-périnéales

Messieurs,

Je veux vous entretenir aujourd'hui de deux malades qui occupent l'un le n° 15, l'autre le n° 25 de notre salle St-Barnabé.

Le premier, que j'ai examiné hier devant quelque-uns d'entre vous, est entré dans nos salles pour des fistules multiples de la région ano-périnéale. Cet homme est âgé de 30 ans, et exerce une profession fatigante. Il y a 9 ans, il voit apparaître sans douleur, et sans aucune cause appréciable, sur le bord gauche de l'ouverture anale, un simple bouton, qui est bientôt le siége d'un gonflement assez notable; puis il se forme un abcès aigu dont l'ouverture extérieure devient permanente et laisse écouler du pus d'une façon incessante. Malgré cela il continue à vaquer à ses occupations sans prendre le moindre soin de son état. Plus tard d'autres ouvertures spontanées se font et deviennent aussi permanentes. Il laisse ainsi les choses, dans cet état, pendant 8 à 9 ans, sans être autrement incommodé que par la présence d'un écoulement continu, mais relativement peu abondant, d'une matière sanieuse et purulente.

A l'examen, comme vous pourrez le constater dans un instant, la région ano-périnéale présente 6 à 7 ouvertures fistuleuses et même plus, si nous y ajoutons quelques petites fistulettes peu importantes qui occupent la marge de l'anus. La région du périnée et du pourtour de l'anus est représentée ainsi par du tissu induré semé de trajets fongueux.

A gauche, il existe, à 3 ou 4 centimètres de l'anus, au niveau du pli fessier, un premier trajet qui pénètre, dans la direction du rectum à une certaine profondeur, sans qu'on trouve d'orifice interne. La sonde cannelée, introduite, est sentie très-facilement par le doigt qui explore le rectum, mais elle en est séparée par l'épaisseur de la muqueuse.

Sur le périnée on découvre deux ouvertures, l'une presqu'à la naissance des bourses et qu'on suit jusqu'au voisinage de l'anus, l'autre un peu plus en arrière sur le même plan et qui paraît exactement parallèle à la première. Ces deux fistules ne pénètrent pas profondément; on sent l'extrémité de la sonde vers la partie antérieure de la marge de l'anus.

Du côté droit, il existe 3 à 4 ouvertures, qui siégent comme du côté gauche, au niveau du pli fessier et à quelques centimètres en avant de l'anus. La plupart de ces trajets sont assez superficiels ; cependant il en est un qui paraît pénétrer assez haut dans la fosse ischio-rectale.

Si j'ajoute qu'il se trouve un certain nombre de petits pertuis tout-à-fait marginaux, du côté gauche et un peu en arrière, j'aurai complété la description de l'état local.

Mais avant d'aller plus loin, nous devons, Messieurs, nous poser la question suivante : à quel genre de fistules pouvons-nous bien avoir à faire ? Lorsqu'on voit des fistules durer un temps aussi long, alors qu'elles se sont fait jour en avant de l'anus, il faut penser aux quatre variétés suivantes :

On peut être en présence : 1° de fistules urinaires ; 2° de fistules conduisant à une lésion osseuse ; 3° dè fistules dépendant d'une altération de la prostate ; 4° de fistules aboutissant au rectum. Nous allons examiner successivement ces points différents.

1° Les fistules urinaires sont reconnaissables à l'écoulement de l'urine qui survient surtout au moment de la miction. Chez notre malade il n'existe rien de semblable. Je sais bien qu'une ancienne fistule urinaire peut se clore du côté du canal de l'urèthre ou de la vessie, selon le cas, et, arrivant ainsi à constituer une fistule urinaire borgne externe, priver la clinique de cet élément de diagnostic : sortie de l'urine par la fistule. Mais notre malade nous affirme qu'il n'en a jamais été ainsi chez lui. De plus nous avons pu nous en assurer nous-même en constatant que chez cet homme le canal est libre et permet l'introduction très-facile d'une sonde métallique.

Un troisième élément vient encore nous éclairer et nous faire rejeter tout-à-fait cette hypothèse, c'est que les cordons durs qu'on sent dans ces cas se dirigent tous, chez lui, en arrière, du côté de l'anus, au lieu de se diriger dans les profondeurs et en avant du côté de l'appareil génito-urinaire. On peut donc, en présence de ces signes qui sont, pour moi, des signes de certitude absolue, éliminer ici les fistules urinaires.

2° Lorsqu'on voit un ou plusieurs trajets ouverts dans la région ano-périnéale, la première idée qui vient à l'esprit est qu'on a affaire à des fistules à l'anus. Je ne voudrais pas, Messieurs, laisser passer cette occasion de vous prémunir contre cette interprétation trop absolue. C'est qu'il existe un autre genre de fistule dans cette région, et généralement on n'y pense qu'en dernier lieu, vu la fréquence des unes et la rareté des autres. J'ai voulu vous parler des lésions osseuses de l'ischion, du pubis et d'autres parties même du squelette. Comment donc différencier ces cas ? Je crois qu'il sera le plus souvent assez facile de les distinguer en tenant compte des éléments que je vais préciser. En général, les fistules ossifluentes, si je puis ainsi les appeler, sont peu nombreuses ; il en existe une, deux au plus, et elles se font presque toutes jour à travers la fosse ischio-rectale. Lors donc que vous serez en présence d'un nombre aussi considérable de fistules, il ne faudra pas penser à une affection osseuse.

Il est un autre point sur lequel je veux appeler votre attention : sur la grande quantité de pus qui s'échappe dans le cas d'affection des os. C'est cette considération qui me fit, dans un fait rapporté tout au long par M. Pozzi (*Thèse de doctorat*, 1873), déclarer que j'avais devant les yeux une fistule tenant à une altération osseuse. Chez ce même petit malade, âgé de 9 ans, il me souvient que la sonde était sé-parée du doigt, introduit dans le rectum, par une épaisseur de parties molles relativement considérables, et que l'ex-trémité de l'instrument s'éloignait plutôt qu'elle ne se rapprochait de la paroi rectale. Ce sont ces deux phéno-mènes qui me firent porter un diagnostic devant bientôt se vérifier par l'opération, que je proposai et exécutai, sur cet enfant.

Nous n'avons rien trouvé d'identique chez notre malade, et si j'ai tant insisté, c'est uniquement pour vous prémunir contre une affection qui existe bien réellement et que l'on méconnaît quelquefois longtemps.

Il est, troisièmement, d'autres fistules qu'on rencontre dans la région périnéale: ce sont les fistules de la prostate ou même des vésicules séminales, et qui tiennent à des in-flammations de ces organes, produites, soit par des tuber-cules, soit par du cancer. Vous trouverez dans notre ser-vice deux exemples de cette nature. Mais je me borne à vous signaler la possibilité de cette genèse, car ce point est mal connu, et il y a encore beaucoup à ajouter à l'anatomie pathologique de ces altérations.

Nous arrivons en dernier lieu aux *fistules à l'anus.* Tout d'abord comment placer le malade pour procéder à l'exa-men? Il faut le faire mettre ou sur le côté avec extension complète de la jambe en rapport avec le lit, et flexion forcée de l'autre, ou bien lui faire prendre la position affectée à l'opération de la taille, deux situations qui mettent le plus en relief les parties à explorer. Lorsqu'on a ainsi convena-blement placé son malade, on prend un stylet qu'on intro-duit dans une des fistules, et qu'on pousse aussi loin que possible, en le faisant osciller dans toutes les directions; puis on s'assure, par le doigt introduit préalablement dans le rectum, si la fistule est complète ou incomplète ; ce que l'on reconnaîtra, en ce que le stylet sera directement en contact avec le doigt ou séparé par une plus ou moins grande épaisseur de tissus. Disons de suite que cette manœuvre ne permet pas toujours de reconnaître si la fistule est complète ou borgne externe.

Chez notre homme, nous avons pu constater, premier point établi, que le stylet ou la sonde cannelée prend, pour tous les trajets, la direction de l'anus. Par la fistule principale du côté gauche, l'instrument remontant au-delà du sphincter, arrive sur le côté gauche du rectum près de la paroi postérieure. La fistule paraît borgne externe.

A droite (je parle toujours des fistules les plus importantes), la sonde se dirige de même vers le rectum, et une des ouvertures conduit assez profondément dans la fosse ischio rectale, mais toujours en se rapprochant du rectum. — Par aucun des trajets nous n'avons pu pénétrer dans l'intérieur du rectum.

Chez notre malade, nous pouvons affirmer que nous sommes en présence de fistules ano-rectales, borgnes externes selon toute apparence. Je mets ici une restriction, car on ne peut pas assurer que, parce qu'on ne trouve pas l'orifice de communication interne, il n'existe pas. Souvent il y a communication, mais le trajet fait des coudes, ou bien remonte au-delà de la communication, en formant un cul-de-sac qu'on est obligé d'inciser lors de l'opération. De plus, le trajet complet peut avoir existé à un moment donné, et la fistule peut être devenue borgne externe, à la façon des fistules urinaires qui peuvent, à la longue, ne plus donner issue à de l'urine, grâce à la cicatrisation de l'orifice interne. Mais du reste, il ne faut pas attacher trop d'importance à cette constatation, et du moment qu'on arrive à sentir le stylet sous la muqueuse rectale, il est inutile de trop insister, le traitement étant le même, que la fistule soit complète ou borgne externe Cette exploration faite avec trop d'insistance, n'est pas toujours sans inconvénient, et vous avez pu en voir un exemple chez un petit jeune homme couché au n° 12 de la même salle, et qui a eu à la suite d'un examen un peu prolongé, une menace d'érysipèle, avec des phénomènes gastriques, et un malaise qui n'ont pas laissé de nous inquiéter quelque peu pendant un cer-

tain nombre de jours. Ne cherchez donc pas trop à compléter votré diagnostic dans ce sens.

Si les signes sur lesquels je viens d'attirer votre attention
ne suffisaient pas, vous avez d'autres ressources pour établir votre diagnostic. Dans les fistules anales, il n'est pas
très-rare de voir sortir, par l'orifice cutané, des màtières fécales, ou tout au moins des gaz, qui s'échapperont surtout
au moment de la défécation. La constatation directe, ou le
rapport de çe phénomène, par un malade intelligent, doit
entrer en ligne de compte. Nous avons affaire à un malade
intelligent, et il nous affirme que jamais, à aucun moment,
il n'a rien vu survenir de semblable. Ce symptôme rationnel,
négatif ici, viendra dans certain cas s'ajouter et confirmer
les signes physiques.

Je conclurai donc qu'il s'agit là de fistules multiples, que
je qualifierai, sauf vérification dans un instant, de fistules
borgnes externes.

Les *symptômes généraux* sont à peu près nuls. Le malade n'éprouve presque pas de douleur, va à la selle régu-
lièrement et sans la moindre difficulté; mais il a des troubles de la miction. L'urine s'écoule lentement, presque sans
jet; il y a quelquefois un arrêt, puis la sortie lente de ce
liquide réapparaît. Ces phénomènes ne sont pas rares dans
les affections du rectum, et peuvent s'expliquer très-bien,
saas qu'il soit besoin d'invoquer une altération des voies
génito-urinaires. Ils tiennent soit à une contracture du col,
soit à une paralysie, ou plutôt à une parésie des fibres musculaires de la vessie d'ordre réflexe.

Vous avez pu voir, la semaine dernière, un. homme auquel j'ai enlevé une tumeur épithéliomateuse de la paroi
postérieure du rectum, être pris à la suite de l'opération
d'une rétention d'urine qui cessa d'elle-même dès le deuxième jour de l'opération. Notre malade d'aujourd'hui a
donc tout simplement une parésie de la vessie, de nature
réflexe.

Quelle est, Messieurs, l'*étiologie* des fistules à l'anus?
Elles peuvent résulter de causes tout-à-fait locales, des
hémorrhoïdes qui s'enflamment et donnent lieu à des abcès

qui deviennent fistuleux. Cette filiation s'observe très-souvent, mais les fistules de cette nature remontent quelquefois assez haut, mais ne vont pas, en général, s'enfuir à plusieurs centimètres de l'anus.

Elles peuvent provenir d'une cause plus générale, atteignant la constitution, comme la tuberculose ; mais notre homme a toujours joui d'une bonne santé. Il est vrai qu'il a eu la syphilis suivie de ses accidents accoutumés, plaques muqueuses, impétigo dans les cheveux, et qu'il porte encore à la jambe droite une cicatrice blanchâtre qui peut bien être le résultat d'un accident secondo-tertiaire. Cependant je n'insiste pas trop sur ce dernier point, car la présence de varices sur cette jambe, pourrait peut-être suffire à expliquer cette cicatrice. Quoi qu'il en soit, il est bien avéré pour nous, que ce malade a eu la syphilis ; les accidents qu'il décrit, le traitement qu'il a subi, en font foi.

Comment la syphilis aurait-elle pu agir sur le développement de ces fistules. J'avais pensé que des plaques muqueuses de la marge de l'anus avaient par une propagation de l'inflammation au rectum, comme cela se rencontre dans des circonstances semblables, donné lieu chez lui à une de ces rectites qui sont suivies de rétrécissement du rectum et de fistules consécutives. Mais le malade qui ne nie pas avoir eu la syphilis, et qui n'aurait pas d'intérêt à nous tromper à cet égard, nous a affirmé que son affection n'avait pas suivi cette marche. Nous l'avons cru sans difficulté, d'autant plus que par le toucher rectal nous avons pu nous assurer qu'il n'existait pas de rétrécissement du rectum. Il en résulte, que tout en tenant compte de cette cause générale, la syphilis, on ne peut saisir de relation entre ces deux affections.

Nous en sommes ainsi réduit à de simples conjonctures : serait-ce le fait d'habitudes vicieuses que cet homme ne veut dévoiler ? Nous ne pouvons aller au-delà, n'ayant pas assisté au début de ces délabrements qui auraient peut-être pu nous mettre sur la voie.

Ces fistules, Messieurs, n'ont aucune tendance à guérir, et je vais vous en donner l'explication : Le rectum change à chaque instant de volume : la toux, la défécation, la miction, le moindre effort se communiquent, et font constamment glisser la muqueuse sur les parties environnantes. Or, la première condition à remplir pour guérir un trajet fistuleux, est, comme vous le savez, d'obtenir son accolement exact et permanent. Il ne peut en être ainsi pour le rectum, à cause de son déplacement qui accompagne presque tous les actes matériels de la vie. En vertu de ces conditions, les trajets s'organisent, deviennent fongueux ; il s'y forme une pseudo-muqueuse, et le temps accroît cette organisation. en sorte que la durée constitue aussi une cause de l'éternisation.

Il résulte de tout cela qu'il ne faut pas compter sur la guérison spontanée, et qu'il est indiqué d'agir. L'opération peut se faire soit avec le bistouri, soit avec l'écraseur linéaire. En général, je me sers du bistouri ; mais lorsqu'on est seul, je crois qu'il y a plus d'avantages, dans la crainte d'hémorrhagie, à se servir de la chaîne. Après avoir incisé avec l'instrument tranchant les différentes fistules, j'ai l'habitude de cautériser au fer rouge, tout au moins dans les cas de ce genre, autant pour prévenir dans les premiers jours, par l'eschare produite à l'aide de ce moyen, l'absorption des matières fécales ou sanieuse, que pour empêcher ces excrétions de venir, par leur contact, irriter les plaies, et donner ainsi lieu à des accidents inflammatoires. La cautérisation a encore un autre grand avantage, celui de détruire les fongosités. Je vous conseille donc ce moyen. Quant à ce qui est de la nature de la fistule, qu'elle soit borgne, externe ou complète, il faut agir de même, avec cette légère différence, que si la fistule est borgne, il faut la compléter avec la sonde cannelée.

Il est indiqué ensuite d'obtenir la constipation pendant 3, 4 et même 5 jours si cela est possible, et on y peut arriver en donnant un purgatif la veille de l'opération, et un ou plusieurs lavements le matin même. Ensuite on entretient cet état par l'extrait thébaïque dont on peut porter la dose à 0,10 s'il est nécessaire.

Je reviens ici, Messieurs, en terminant sur un point que

j'ai déjà traité dans le cours de cet entretien, sur la rétention d'urine : n'abandonnez jamais un malade que vous aurez opéré de fistules à l'anus pendant les premiers jours de l'opération, car il est de ces rétentions d'urine qui, sans être le moins du monde un accident sérieux, peuvent durer jusqu'à 8 ou 10 jours.

Je crois avoir suffisamment insisté sur ce phénomène consécutif dont je vous ai donné l'explication physiologique. Permettez-moi donc de vous dire quelques mots d'un malade que j'opérerai tout à l'heure devant vous.

Sur un cas d'obstruction du canal nasal.

Cet homme, qui est âgé de 34 ans, occupe le n° 25 de la salle Saint-Barnabé. Il s'aperçoit il y a 16 mois environ, et sans cause, que son œil droit pleure plus que d'habitude, puis il voit survenir à l'angle interne du même œil une petite tumeur. La narine droite est d'abord plus humide, puis elle se sèche. Il remarque qu'en pressant sur sa tumeur il sort par les points lacrymaux, une certaine quantité d'un liquide blanchâtre. Cet état persiste et il entre dans nos salles.

A l'examen on constate la présence des symptômes qu'il nous a énumérés. Or, ces quatre symptômes : épiphora, sécheresse de la narine correspondante, tumeur et issue par les points lacrymaux (lorsqu'on presse le sac distendu) d'un liquide blanchâtre muqueux, indiquent de suite qu'il existe un rétrécissement dans quelque point des voies lacrymales. Cet obstacle peut siéger sur les points lacrymaux, dans leur trajet, dans le sac lacrymal ou dans le canal nasal. Nous éliminons d'abord les points et les conduits lacrymaux, car s'il y avait oblitération, ou rétrécissement, nous n'aurions pas de tumeur formée par la distension du sac lacrymal. Nous pouvons aussi laisser de côté le sac ; une injection que j'ai faite l'autre jour avec la seringue d'Anel, par le point lacrymal inférieur, m'ayant démontré que le sac se remplissait d'abord et regorgeait ensuite par le point supérieur. On pourrait dire peut-être que le malade n'a pas

eu conscience du liquide qui, en certaine quantité, a pu pas.
ser par son canal nasal ; mais rassurez-vous, et sachez
que si le malade ne s'en aperçoit pas, le médecin a un
moyen sûr de le reconnaître, dans le mouvement de déglutition que le patient exécute malgré lui, lorsque le liquide
vient à lui tomber dans la gorge.

Il ne peut y avoir chez cet homme qu'une obstruction du
canal nasal, obstruction qui cède un peu, de temps à autre,
car il a senti à plusieurs reprises sa narine droite s'hu-
mecter.

Le diagnostic est donc : *obstruction du canal nasal*. Ce
n'est pas, en général, chez des malades de ce genre qu'on
voit survenir cette affection. C'est surtout chez les scrofuleux qui présentent un gonflement et une inflammation
chronique de toutes les muqueuses. Or, cet homme n'est
pas scrofuleux le moins du monde ; mais en revanche, il
a eu la syphilis et cette affection qui s'est révélée chez lui,
par des plaques muqueuses, d'autres accidents non moins
certains et en dernier lieu par une perforation spontanée
et survenue en quinze jours, du voile du palais, peut bien
être mise en cause. On peut l'expliquer, je crois, dans ce
cas, par une périostose de l'apophyse montante du maxillaire supérieur qui aurait rétréci considérablement, par sa
présence, le calibre du canal nasal.

En pareille occasion, le traitement consiste à employer
d'abord les moyens généraux : mercure, iodure de potassium, qui peuvent amener, comme vous avez pu en voir un
exemple remarquable, à notre consultation, chez une
femme atteinte de périostose frontale, la disparition totale
et très-rapide de ce genre de tumeurs. Mais il a longtemps
déjà que notre malade est en traitement sans bénéfice
aucun.

Je l'ai ainsi amené à se laisser faire l'opération usitée
dans ces cas, et qui consiste à inciser avec un petit couteau mousse spécial, le couteau de Weber, l'un des points
lacrymaux, et à introduire par ce canal élargi un stylet
de Bowman, qu'on pousse dans le sac et dans le canal
nasal. On procède graduellement avec des numéros de plus

en plus forts. C'est ce que je vais faire immédiatement sous
vos yeux, en vous avertissant qu'après avoir incisé le conduit lacrymal, je ne suis pas sûr de pouvoir pénétrer, dans
la même séance, jusque dans le canal nasal et peut-être
même dans le sac.

Les deux malades ont été opérés et voici ce qui a été
observé : chez le premier, la fistule principale de gauche s'est
trouvée complète. Quant aux autres, elles étaient toutes
borgnes externes. Tous ces trajets ont été incisés, les bords
en ont été ébarbés, et l'opération s'est terminée par la
cautérisation au fer rouge des fongosités et du tissu induré qui existaient dans ces divers trajets. Il y a eu peu
d'écoulement sanguin. Nous ajouterons à la date du 15
décembre, c'est-à-dire 6 jours après l'opération, que le malade n'a pu encore uriner seul. Matin et soir il faut le
sonder, et on remarque pendant cette opération, que la
vessie est complétement paralysée et que l'urine ne peut
être extraite que par une pression continue, et assez forte
à la région hypogastrique. — Le 16, le malade commence
à uriner seul.

Le second malade a subi l'incision de son point lacrymal supérieur, et dans la même séance un des petits
numéros des sondes de Bowman a pu pénétrer dans le sac
lacrymal et arriver même jusqu'à l'entrée du canal nasal.

VINGT-DEUXIEME LEÇON

Valgus, pied creux douloureux

*Impotence fonctionnelle et contracture du long péronier
latéral*

Messieurs,

Vous venez de voir, couché au n° 17 de la salle Saint-Barnabé, un jeune homme âgé de 16 ans, exerçant la profession d'ébéniste, et qui est entré dans notre service pour y être traité d'une affection du pied gauche, affection qui, selon lui, n'a débuté que trois jours avant son admission à l'hôpital, mais qui, certainement, date de plus loin comme je vous le montrerai bientôt. — Il s'est, dit-il, ce jour-là fait une entorse en se tournant le pied en dehors, et ce n'est qu'avec peine qu'il a pu, tout en marchant, regagner son domicile.

Depuis lors, il n'a quitté le lit que pour venir se présenter à la consultation, et là, déjà, nous avons pu constater une assez forte déviation du pied. Cette déviation a présenté ceci de particulier, qu'elle s'accentuait davantage ou disparaissait au contraire presque complétement, suivant que, d'après nos recommandations, le jeune malade se levait et marchait avant la visite de manière à se fatiguer, ou bien gardait le repos au lit pendant 24 heures, et vous avez assisté plusieurs fois déjà à ces courtes alternatives d'aggravation et de guérison apparente de la maladie.

La déviation du pied est caractérisée de la façon suivante : Augmentation de profondeur de la voûte plantaire, torsion de l'avant-pied sur l'arrière-pied, enfin, mouvement d'abduction se passant dans l'articulation astragalo-calca-néenne. — L'exagération de la voûte plantaire provient non pas d'une déviation de son pilier postérieur, le calca-néum, mais bien d'une saillie anormalement considérable de son pilier antérieur ou saillie sous-métatarsienne, et ici je vous rappellerai que l'agent actif du maintien de la cambrure du pied est le long péronier latéral, lequel, comme vous le savez, vient se fixer à l'extrémité postérieure du premier métatarsien.

La torsion de l'avant pied sur l'arrière-pied s'exécute de haut en bas et dedans en dehors. Il en résulte une étroi-tesse apparente de l'extrémité antérieure du métatarse, et des plis cutanés transversaux à la face plantaire. Quant au mouvement d'abduction du pied dans sa totalité, il a pour conséquence un valgus avec saillie du scaphoïde.

Vous avez pu remarquer la permanence de cette triple déviation lorsqu'en secouant la jambe on cherche à déter-miner ces mouvements de laxité qui, lors d'une manœuvre semblable, se produisent sur un pied sain. Ici, au contraire, on voit que le pied est invariablement fixé dans sa posi-tion anormale par la contraction du long péronier latéral et de l'extenseur commun des orteils.

Il existe aussi de la douleur au niveau de l'extrémité an-térieure de l'astragale et du scaphoïde, douleur très-mani-feste à la pression, plus diffuse pendant la marche.

C'est là, Messieurs, un ensemble de symptômes qui cons-titue une affection bien définie à laquelle on donnait autre-fois le nom de valgus pied creux douloureux. — Vous voyez immédiatement que ce diagnostic n'en est pas un ; ce n'est autre chose que l'énoncé de trois des caractères les plus frappants de la maladie, mais de sa cause ou de sa nature pas un mot. Or, à ce sujet, deux doctrines sont en présence : 1° celle d'une lésion articulaire déterminant une contracture des muscles voisins ; elle a été soutenue par Stromeyer, puis par M. Gosselin ; 2° celle d'un trouble fonctionnel primitif des muscles, doctrine qui a pour au-teur M. Duchenne (de Boulogne).

Dans le cas présent, nous pourrions, en tenant grand

compte de l'entorse que s'est donnée notre malade, penser à une lésion articulaire et admettre qu'il s'agit bien ici de la tarsalgie telle que l'a décrite M. Gosselin; mais bien des raisons s'opposent à cette interprétation. Et d'abord il n'y a aucun signe physique d'arthrite ; car, dans toute arthrite on trouve soit de la déformation, soit de l'empâtement ou des frottements, et d'ailleurs comment verrait on, à la suite d'une nuit de repos, se supprimer tous les symptômes morbides s'il s'agissait bien réellement d'une lésion articulaire.

D'autre part, pourquoi la déformation, dans ces prétendues tarsalgies, affecterait-elle toujours le même type, quand nous voyons les contractures qui se produisent au voisinage d'autres articulations malades présenter plusieurs variétés. Enfin, jamais on n'observe de tumeurs blanches succédant à la tarsalgie des adolescents comme cela arrive si souvent à la suite des arthrites véritables.

Examinons maintenant de quelle façon la doctrine de M. Duchenne peut servir à interpréter les faits. D'après lui, tous les accidents que nous observons seraient consécutifs à une impotence fonctionnelle primitive du long péronier latéral. Ce muscle étant parésié, la voûte plantaire s'effondre et il en résulte un pied plat. C'est un premier degré de la maladie pendant lequel la marche s'exécute dans les conditions anormales. En effet, les ligaments des articulations tarsiennes sont tiraillés, et les rapports des surfaces articulaires changés sans que pour cela il y ait de véritable arthrite. — La région devient simplement douloureuse, et c'est alors cette douleur diffuse qui détermine une contracture réflexe non-seulement du long péronier, naguère parésié, mais de la plupart des muscles de la jambe, et notamment des extenseurs des orteils.

Il est facile, dès lors, de se rendre compte de la position du pied en valgus creux avec torsion de l'avant-pied, quand le malade est couché et que le spasme du long péronier latéral reproduit les mêmes effets que la faradisation de ce muscle. On s'explique aussi pourquoi une pression exercée sur la saillie sous-métatarsienne ou le poids du corps dans la station debout suffit à vaincre le spasme musculaire réflexe et à produire l'aplatissement de la voûte plantaire, puisque le long péronier tout en subissant une contracture réflexe n'en est pas moins un muscle dont la fonction souffre, un muscle affaibli et impotent.

Ce spasme réflexe, succédant à l'impotence fonctionnelle, constitue le second degré de la maladie, et c'est la période à laquelle nous assistons. — Le jeune homme prétend bien qu'il n'est malade que depuis son entorse, il y a trois jours; mais en examinant sa chaussure qui est usée, uniquement sur son bord interne, il est facile de se convaincre que depuis longtemps la marche s'effectue en valgus.

La troisième période, caractérisée par une rétraction permanente des muscles ne tarderait pas à survenir si le malade continuait à marcher et à se fatiguer.

Du reste, ces impotences fonctionnelles s'observent aussi dans d'autres régions, comme à la colonne vertébrale, etc., et ceci explique pourquoi les mêmes muscles étant toujours atteints, on observe constamment les mêmes déviations.

Nous sommes ici, Messieurs, en présence d'une affection de longue durée et la thérapeutique qu'on lui a opposée a varié suivant l'idée qu'on s'est faite de la nature du mal. — M. Gosselin, après avoir corrigé la déviation, immobilise le membre comme dans les affections articulaires. Or, lorsque j'avais l'honneur d'être l'interne de M. Gosselin, j'ai pu constater dans un nombre considérable de cas que, même après des mois d'immobilisation, il suffisait de quelques jours de fatigue pour que le mal se reproduisît. Quant à la méthode de traitement qui consiste à s'adresser directement au muscle malade, je ne puis pas vous donner les résultats de ma pratique personnelle, mais vous trouverez dans les *Archives générales de médecine* pour 1872 des observations de guérison fort concluantes, rapportées par M. Duchenne, à la suite de la faradisation du long péronier latéral. On parviendrait ainsi à tonifier le muscle malade.

Quant à la ténotomie, qui a été préconisée par M. Jules

Guérin, ce serait une pratique détestable que d'y recourir dans le cas présent. Tout au plus pourrait-on y songer chez les malades qui sont arrivés à la troisième période de l'affection, celle la rétraction musculaire permanente.

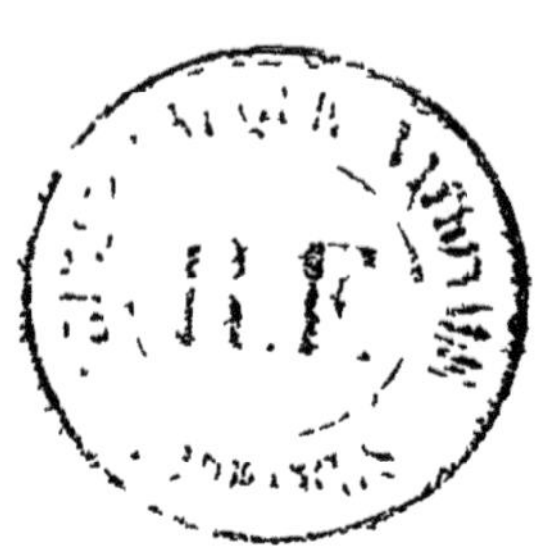

TABLE DES MATIÈRES:

VERSAILLES. — IMPRIMERIE CERF ET FILS, 59, RUE DUPLESSIS.